하루 두 끼 생채식의 기적

하루 두 끼
생채식의 기적

한경숙 지음

이유 없는 질병은 없다
건강은 건강할 때 관심을 가지고 지켜야 한다

매일경제신문사

프롤로그

질병에서 벗어나길 원한다면
식습관부터 바꾸자

치료실에 처음 오는 분들을 수십 명 상담해보면 대부분이 기본적으로 고혈압, 고지혈증, 당뇨 같은 기저질환을 가지고 있다. 남녀노소 제각각 한두 가지 질병은 가지고 있고 그로 인해 심적 불안감도 동반하고 있다. 대부분 약을 먹고 있지만, 몸을 치유하는 데는 한계가 있다.

신체의 질병은 물론 심리적 문제까지도 영향을 받는 현대인들은 내 몸의 불편함이 어디서 출발이 되었는지 원인을 잘 모른다. 사느라 바빠서 자기 몸 하나도 추스를 시간적인 여유조차 허락하지 않는다.

나는 우연히 '하루 두 끼로 생채식'을 접하는 생식주의자가 되었다. 처음 시도는 체중감량의 유혹에 끌렸다. 하지만 그 이상의 효과를 경험하게 되는 생식의 기적에 스스로 놀라지 않을 수가 없었다. 지금까지 표현하지 못했던 내 몸의 불편함과 개운하지 않은 느낌의 원인이 그동안 내가 먹어왔던 음식이라는 것을 알게 되는 계기가 되었다. 그것은 나에게 엄청난 행운이었다.

소식으로만 건강을 지키려고 했던 나의 불찰로 항상 위장이 불편했다. 하지만 익히지 않은 로푸드로 하루 한 끼 이상을 실천하고 나서는 소식만 할 때의 느낌과는 완전히 달랐다. 생식(生食)과 화식(火食)의 차이로 내 몸에 변화가 일어나고 있었다. 최소한의 칼로리로 내 몸에 있는 독소가 사라지고 있다는 것은 기적이었다.

우리의 주식은 밥이다. 별안간 화식으로 만든 밥을 먹지 않고 생식으로 하루 한 끼 이상을 먹는다면 이상한 사람으로 낙인찍히는 것은 당연하다. 가족이 극구 말리는 경우도 진정으로 이해가 된다. 하지만 가족의 반대에도 나는 뜻을 굽히지 않았다. 왜냐면 이미 생채식을 실천해서 나는 질병을 치유하고 있었고 몸이 되살아나는 것처럼 어느 때보다 맑아진 느낌이었기 때문이다. 시간이 지나자 그 여파는 가족에게도 자연스레 전파되었다. 원인 모를 질병들을 하나씩 가지고 있던 차에 생식을 시도해보고 치유되는 과정을 겪고 있는 중이다.

하루 한 끼 이상 생채식을 먹는 식습관은 나뿐만 아니라 내 가족에게도 건강에 푸른 신호등을 켜주었다. 생채식으로 체내의 노폐물이 걸러지고 독소가 완전히 해결이 된다면 새로운 건강한 몸이 만들어지리라 믿고 있다. 자연 그대로의 효소가 가득한 생채식은 바로 자기 스스로 할 수 있는 자가치유법이다.

사실 의지와 노력이 없이는 식습관을 바꿀 수 없다. 그만큼 절실해야 선뜻 나설 수 있다. 아무리 진심을 담아 건강에 이로운 것이라고 이야기를 해도 자신이 받아들이지 않고 경험해보지 않으면 알 수 없다. 하지만 건강하고 싶다는 의지가 있다면 생채식을 안 할 이유가 없을 것이다. 왜냐면 생채식으로 내 몸이 달라지는 효과를 직접 체험하고 있기 때문이다.

또한 생채식과 함께하는 깊은 호흡, 맨발 걷기, 요가는 삶의 조화와 균형을 유지할 수 있게 하는 최고의 궁합이라고 확신한다.

나는 몸으로 직접 경험하면서 깨달은 내용을 이 책에 담았고 내 사랑하는 가족이 생채식으로 치유되는 과정을 지켜보면서 진정성 있게 이 글을 쓰게 되었다. 이 책을 통해 식습관으로 인한 불편함과 질병의 고통 속에서 메마르게 살아가는 이들에게 한줄기 단비를 내리게 하고 싶다. 그로 인해 치유되는 과정을 다양한 경험을 통해 그 사례를 다시 한번 담고 싶은 마음이다. 아무쪼록 이 책이 독자분들의 질병 치유에 꼭 도움이 되어 소중한 건강을 지킬 수 있게 되길 바란다.

끝으로 이 책을 낼 수 있도록 정신적 지주가 되어주신 황성주 박
사님과 배준걸 작가님께 감사함을 전한다. 항상 용기를 심어주시고
생채식에 대한 주제를 선정해주신 〈한국책쓰기1인창업협회〉의 김
태광 대표님께도 깊은 감사를 드린다. 마지막으로 사랑하는 남편과
아들, 딸에게도 감사함을 전한다.

한경숙

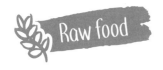

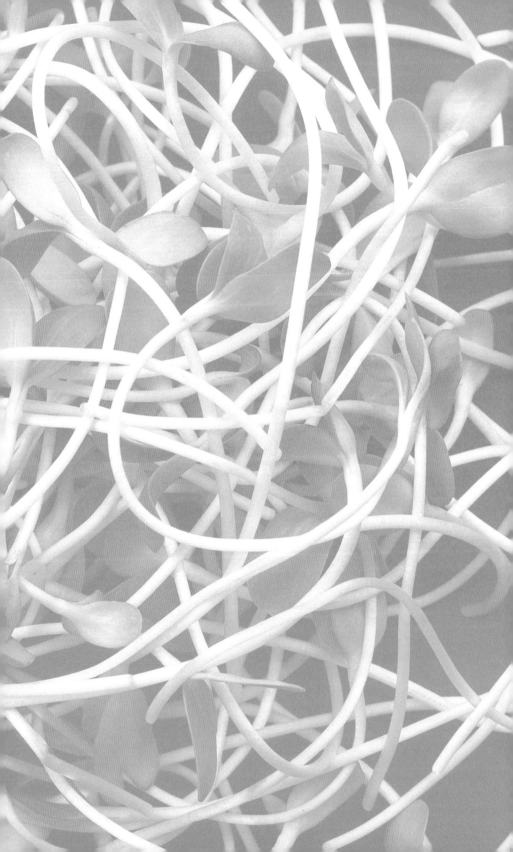

- 1장 -

잘못된 식습관이
내 몸을 망친다

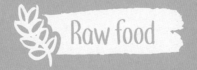

Raw food

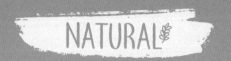

NATURAL

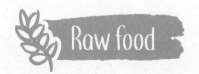

Raw food

이유가 없는 질병은 없다

　나의 현직은 환자를 돌보는 치료사다. 장애진단을 받으신 분, 나이가 들어 노쇠하신 분들을 돌보는 일을 하고 있다. 온전치 못한 신체의 기능을 회복시키고 통증을 줄여주는 것이 치료사의 역할이다.

　원인 모를 아픔은 통증으로 표현된다. 통증은 내 몸이 아픈 것을 순식간에 알려준다. 외부든 내부든 아픈 것은 힘들고 괴로운 것이다. 요즘 '내가 왜?'라는 의아한 질문을 던질만한 질병늘이 이 사회에 너무 많이 퍼지고 있다.

　하지만 과연 의아한 질문일까? 요즘같이 물질적 풍요의 시대에 신체적, 정신적인 통증을 호소하는 사람들이 더 늘어나는 것은 어떤 이유일까? 신체적으로 자유롭지 못하니 정신적인 피해까지 덤으로 얹어진다. 과연 이런 시대에 우리가 잘살아가고 있다고 말할 수 있을지 생각해보게 된다.

갑자기 언제, 어디서, 어떻게 이유 없는 질병이 우리를 침범할지 모른다. 어제 나와 만났는데 오늘 전화해보면 뇌졸중으로 쓰러져 병원으로 갔다는 사람, 배가 아파서 갔는데 자궁에 혹이 있어 수술했다는 사람, 건강검진을 하고 암이 발견된 사람, 통풍으로 고생하는 사람, 갑자기 간 수치가 올라가 간경화 판정을 받은 사람 등등 자신도 모르게 질병에 걸려있는 경우가 부지기수다. 신체의 균형이 깨져버린 지가 오래되었는데 그 상황이 '하필이면 내가 왜'라는 반감을 불러일으킨다. 당황스러울 만큼 받아들이기 힘든 것이다.

5년 전 대학생이던 딸이 방학 기간이라 집에 와있을 때였다. 별안간 배가 아프다고 했다. 집에 있는 소화제를 먹이고 나아지겠지 생각했다. 그다음 날 아침, 약이 안 듣는 것 같다며 계속 왼쪽 배가 아프다고 해서 가까운 의원이라도 다녀오라고 했다. 거기서도 소화제를 처방해줬다. 좀 괜찮은지 물어보니 대답이 시원찮았다. 또 다른 병원을 찾아갔는데도 같은 결과에 같은 처방이었다. 그때까지만해도 심하게 아픈 것도 아니고 간헐적으로 아프다고 하니 대수롭지 않게 생각했다. 그러다 혹시나 하는 마음에 그다음 날 보건소의 '찾아가는 산부인과'를 찾아서 초음파 검사를 했다. 의사 선생님은 초음파 화면을 보며 난소에 혹이 너무 크다고 하며 큰병원으로 가라고 하셨다.

며칠 후 종합병원 산부인과에 내원했다. 병명은 자궁내막증이었다. 의사 선생님은 난소에 생긴 혹이 9cm나 된다고 하며 빨리 수술하자고 했다. 그곳에서는 난소의 혹이 자연적으로 없어지기는 힘들다고 했다. 그래서 수술을 결심하게 되었다. 병원에서는 복강경 수술을 권유했다. 바로 딸의 수술 날짜를 잡고 수술을 잘 끝낼 수 있었다.

나는 우리 애의 난소에 왜 혹이 생겼는지 이해되지 않았다. 의학계에서는 아직 정확한 원인은 밝혀지지 않았다고 하며 어떻게 해서 생겼는지 구조적인 원리만 설명했다. 그러면서 요즘 젊은 사람들에게 자궁내막증이 유독 많이 생긴다고 한다. 나이 많은 나도 괜찮은데, 딸이 부인과 쪽에 문제가 생겨 수술까지 하니 마음이 괴로웠다. 딸이 배가 아프다고 할 때는 반드시 산부인과 진료를 꼭 받아보기를 바란다.

왜 젊은 사람들에게 자궁내막증이 자주 생길까? 나는 내 딸의 문제점들을 알아보고 싶었다. 딸은 초등학교 4학년 후반기에 생리를 시작했다. 내가 고등학교 2학년 때 생리를 시작했으니 너무 빠른 편이었다. 보통 엄마와 비슷한 나이에 생리를 시작한다고 들었는데 우리의 경우와는 전혀 다른 말이었다. 설마 하고 지나쳤던 호르몬

과다가 의심되었다.

딸에게 물었다. "학교생활 하면서 주로 뭘 먹었니?" 돌아온 대답은 컵밥과 컵라면이라고 했다. 시간에 쫓기는 학생들이 제일 많이 찾는 것이라고 했다. 라면은 좋지 않다고 해서 자주 먹지 않으려고 노력했는데 학교생활을 하다 보니 자연적으로 제일 편한 인스턴트 식품만 찾게 되었던 것이다. 매일 한 끼를 그런 것으로 때웠다고 했다. 거의 무방비 상태의 식생활이었다.

밥이 들어간 컵밥은 건강상 별문제가 없을 줄 알았다고 한다. 하지만 플라스틱 용기에 담겨있는 내용물을 뜨겁게 데우는 순간 환경호르몬이 스멀스멀 몸속으로 스며들고 있었을 것이다. 따뜻하게 데워진 한 끼 음식이 금세 짠하고 나오면 학생들은 저절로 행복해진다. 당연히 젊은이들이 먹지 않을 수 없게 된다. 유독 내 딸만 먹는 끼니 대용품이 아니다. 삼삼오오 편의점에 모여 핫도그, 컵밥, 컵라면 같은 패스트푸드와 정크푸드로 끼니를 때우는 우리의 아들딸들. 그들은 너무 많은 환경호르몬에 노출되어 있다. 안타까운 일이다. 사람마다 체질이 다르니 누가 어느 순간 이런 질병이 나타날지 아무도 모르는 상황이다.

나는 젊은 청춘에게 부모로서 전하고 싶다. 환경호르몬에 적나라하게 노출되는 시대인 만큼 일회용 용기(플라스틱 일회용 숟가락, 컵용기, 종이컵, 나무젓가락) 사용을 자제해라. 일회용 용기와 플라스틱을 유리나 사기로 된 제품으로 대체해야 한다고 말이다.

제일 피해야 할 주요 음식 중 햄, 소시지 등 가공육이 있다. 이것들은 간편하게 먹고 치울 수 있어 젊은 사람들이 좋아한다. 내 딸은 명절 때마다 수북이 들어오는 돼지고기 통조림만 먹으면 수술한 부위가 아프다며 전혀 입에 대지 않는다. 가공육이 알게 모르게 내 몸을 상하게 한다는 것을 잊지 말자. 우리는 자연에서 나는 열매나 곡식을 섭취해야 하는 이유다. 이런 식습관은 빈번히 발생하는 질병에 당당히 맞설 수 있는 큰 방패가 된다.

이유 없는 질병은 없다. 자신도 알아차리지 못하는 습관에 젖어들어 무감각하게 생활해서는 안 된다. 앞도 보고 옆도 보고 뒤도 살펴봐야 한다. 자신의 몸만이라도 왜라는 의문을 가지고 살자. '내가 이렇게 했으니 결과가 이런 것이다'라며 자신의 건강을 책임져야 한다. 내 건강이니 내가 책임져야지 누가 날 책임지겠는가? 건강을 잃고 후회한들 무슨 소용이 있겠는가. 자신만 서럽지. 나의 습관이 병을 키우고 있다는 것을 알아차려야 한다.

토마스 풀러(Thomas Fuller)는 말했다. "병은 느껴지나, 건강은 전혀 느껴지지 않는 법이다." 건강은 건강할 때 느껴야 건강을 유지하고 향상시킬 수 있다. 아무리 떠들어대도 건강의 소중함을 모르면 이유 모를 질병이 당신에게 찾아든다.

반면, 지나친 건강관리는 해로울 수도 있다. 건강염려증에 걸린 사람들이 도리어 병을 만든다고 하지 않나. 사소한 병도 큰 병으로 오인해 심한 강박상태에 빠짐으로써 그 스트레스로 자신의 몸을 망칠 수 있다. 그냥 자연에 맡기듯이 편하게 자신의 몸을 지켜라. 모든 것은 순리대로 흘러가게 되어 있다. 내가 건강을 지키는 것만큼 내 건강은 유지될 것이고, 내 몸을 함부로 내던져버리면 헌신짝이 되어 돌아오는 것은 당연한 결과다.

요즘 코로나19로 인해 건강과 면역력에 관심이 많다. 하지만 굳이 건강을 유지하려 너무 애쓰지 마라. 기본 방역지침을 지키고 스스로 면역력을 높이기 위해 식습관을 바꾸는 것과 규칙적으로 운동하는 것. 그것만 실천해도 면역력이 높은 건강한 몸이 될 수 있다. 우리의 인체는 자연 치유력이 강하기 때문이다. 그것을 뒷받침하기 위해 나의 식습관부터 바꾸는 현명한 길을 택하자. 미리미리 관심을 가지고 준비하면 이유가 없는 질병에 걸리지 않는다.

소식만이 답이 아니었다

　현대인의 대부분은 너무 많은 먹거리로 과식의 늪에 빠져있다. 먹고 또 먹고 끊임없이 먹는 것을 멈추지 않고 있다. 그로 인해 몸속은 쉬지 않고 일을 할 수밖에 없다. 몸의 공장은 연중무휴가 된다. 쉬지 않고 돌아가는 공장의 매연처럼 과식으로 인해 몸속에서는 활성산소 분비로 지치고 피곤하며 힘들어진다. 어디선가 삐걱하는 신호와 함께 문제가 발생한다.

　과식으로 인해 다양한 질병 발생률도 높아진다. 먹으면서 발생하는 비만은 모든 성인병의 원인이 된다는 것을 익히 알고 있을 것이다. 이걸 알면서도 우리는 왜 많이 먹고 또 먹을까? 먹는 것이 인체에 얼마나 큰 영향을 주는지 깨달아야 하고 책임 또한 자신에게 있다는 것을 알아야 한다.

반면 소식을 하는 사람들은 어떤 사람들인가? 어느 TV 방송에서 102세가 된 김형석 교수가 나와서 자신의 장수비결을 보여주는 장면이 있었다. 연세가 무색할 정도로 꼿꼿한 자세로 즐겁게 사시는 모습이었다. 일상에서 과하지 않고 규칙적인 운동을 실천했으며 과식 대신 소식으로 삶을 살아가고 있었다. 식탁을 보니 정말 간소했다. 과식하지 않고 소식하는 습관이 바로 100세를 이어가는 사람들의 가장 큰 특징이다.

나의 시어머니 또한 87세의 적지 않은 연세로 농사까지 지으면서 허리, 무릎, 어깨는 이미 퇴행성 관절로 불편하시긴 하지만 속병 하나 없이 잘 지내신다. 그 비결 역시 소식이 답이라고 생각한다. 하지만 문제가 없지는 않다. 소식을 하면서 영양소를 골고루 섭취해야 하는데 그렇지 못하고 양만 적게 드시는 것이었다. 그러고 보니 나 역시도 비슷한 식습관을 가지고 있었다. 시어머니는 늘 피곤하다고 하시고 기운이 없다고 영양제를 찾으셨다.

한 분은 소식하면서 운동, 취미를 함께 인생을 즐기고 계시고, 또 한 분은 불균형적인 소식만을 실천했다. 이들의 차이점은 여기에 있다. 운동과 자기 일을 겸하시는 김형석 교수는 소식 외에 다른 곳에서 에너지를 만들고 있었다. 하지만 시어머니는 대충 차린 식사에 관절의 통증으로 많이 움직이지도 못하고 홀로 계신 외로움에 정서적으로도 힘든 상황이다. 우리나라 노인들 반 이상은 이렇게 여생을 보내고 있다.

　단순하게 적게 먹는 소식은 건강한 식습관이 아니다. 양은 적지만 여러 가지 영양소를 골고루 섭취해야 건강한 소식이다.

　나는 젊을 때부터 위염, 위궤양으로 힘들었다. 사회생활을 하다 보니 의도치 않게 식사를 불규칙하게 챙겨먹고, 의도적으로 다이어트를 위해 굶는 일도 잦았다. 지금처럼 코로나19가 성행하지 않을 때라 회식이 빈번했고 그 와중에 내 몸을 혹사시켰다.

　'자고 나면 괜찮겠지'라고 스스로 달래는 것도 사치였다. 누가 건강을 염려해주면 '아직 통증이 나타나지 않았으니까 괜찮아!', '난 아무렇지 않으니 네 걱정이나 해'라며 웃어넘기기 일쑤였다. 그래도 그때는 젊음이라는 특효약이 있었기 때문에 무엇이든 두렵지 않았고 건강을 가볍게 여겼다. 말하지 못할 스트레스까지 덤으로 가져왔다. 하지만 '그러다 말겠지'라며 방치하다가 만성질환까지 가게 되었다.

　현대의학의 힘을 빌려 병원에서 치료받으며 처방받은 약을 먹었지만, 상태는 좋아지기는커녕 더 불편한 증상이 나타났다. 왜냐면 염증으로 힘들어하는 내 위장에 약이라는 더 큰 부담을 주었기 때문이다. 속이 갈기갈기 헤어지는 듯했다. 그 와중에 먹고 있는 약은 영양제처럼 먹어도 좋다는 말에 나의 팔랑귀는 한없이 흔들리고 꺾였다.

　좋은 게 누구에게나 좋은 게 아니라 내 몸의 체질에 맞는 게 따로 있다는 것을 미처 깨닫지 못했다. 자극적인 것을 적게 먹고 규칙적으로 생활하면서도 어딘가 모를 답답함이 남았다. 늘 소화가 안 돼서 트림만 나왔다. 공복일 때는 더 속이 쓰리고 아팠다를 반복했다.

　그 결과 위궤양 처방을 받고 그때부터 내 몸을 제대로 알고 치료를 해야겠다고 생각했다. 우선 탄수화물의 섭취를 반으로 줄이고 짜고 매운 자극성 있는 음식들을 완전히 피했다. 이렇게 먹는 것을 자제하니 자연히 음식 섭취가 줄어들었다. 나는 소식으로 몸 상태가 나아지긴 했지만 기대한 만큼 편한 상태까지는 아니었다. 그래도 소식이 최선인 줄만 알았다. 나는 작년까지만 해도 소식만을 실천하고 있었다.

　과식하면 내 몸속의 장기들은 쉴 새 없이 움직여야 한다. 반면 모든 우주의 생물들은 잠깐의 휴식이 꼭 필요하고 간도 쉬어야 한다. 사람이 잠을 자면서 휴식을 취하고 일부 동물들은 겨울잠을 자기도 하는 것처럼 부족함을 채우기 위해서는 꼭 휴식을 취해야 한다. 과식하면 우리의 간도 하루 종일 해독해야 하니 얼마나 피곤함을 느끼겠는가? 그래서 소식은 에너지 소비를 줄이고 거기서 발생하는 활성산소를 줄여서 내 몸에 휴식을 줄 수 있다.

우리가 음식을 과다 섭취하면 몸 안에서는 활성산소들이 부지런히 일해서 노화를 일으킨다. 젊어졌다는 소리를 듣고 싶지 늙었다는 소리를 듣고 싶은 사람은 없을 것이다. 그래서 과식으로 에너지가 초과하면 몸의 노화가 더욱 빨라진다는 것을 알아야 한다.

반면 탄수화물 위주의 적게 먹는 식사, 대충 때우기식 식사는 에너지를 차츰 소멸시키고 만다. 그래서 병든 노인들이 더욱 힘들어한다. 건강하게 나이가 들기 위해서는 소식을 제대로 알고 현명한 식습관을 갖추어야 한다.

가족들뿐만 아니라 함께 밥을 먹는 사람들은 하나같이 내게 "많이 좀 먹어라. 그걸 먹고 무슨 힘이 나겠어"라고 말하며 걱정한다. 사실 나도 많이 먹고 싶다. 하지만 만성위염으로 위장이 많은 음식을 감당하지 못한다. 그래서 이미 위장은 자연히 줄어들었다. 더 섭취하면 거북하고 힘들어서 숟가락을 내려놓을 수밖에 없었다. 그렇다고 살이 빠지거나 속이 편한 것도 아니었다. 적게 먹어 변비도 자주 생겼다. 속은 여전히 더부룩한 상태고 배는 항상 빵빵해져 있었다. 모든 것이 편치 않았다.

그 와중에 컨디션이 제일 좋을 때는 아침 공복 상태였다. 채우지 않은 위장은 편하고 가벼웠다. 하지만 그 상태가 오래되면 속이 쓰려오니 뭐라도 먹어야 했다. 아침 운동을 하고 나면 배가 고프다.

그때는 가족을 위해 아침을 준비하다가 참지 못하고 함께 먹게 된다. 아이들은 눈도 제대로 안 뜬 상태에서 아무 말 없이 먹었다. 따뜻한 밥과 국, 반찬으로 이루어진 한식 아침 식사를 꼭 챙겨 먹는다는 것을 자랑으로 여기고 부지런히 준비했다. 그런데 결코 현명한 식단은 아니라는 생각이 어느 순간 들기 시작했다. 정성을 들여 만든 아침을 먹을 때와 안 먹을 때의 나의 컨디션이 확연히 달랐기 때문이다.

불편함을 해소하기 위해 소식을 하고 있지만 또다른 불편함이 생기니 소식만이 내 건강을 편안하게 하는 답이 아니라는 생각이 들었다. 음식이라는 건 필요한 에너지만큼만 먹고 몸속에서 빨리 소진해야 한다. 그러지 않으면 몸에 쌓이게 되고 피가 탁해지면서 질병이 온다. 이것이 되도록 몸속에서 오래 머물지 않고 빠르게 소화되는 음식을 섭취해야 해야 하는 이유다.

"음식은 우리의 적이 아니라 좋은 의사가 되어야 한다"라는 도미니크 로로(Dominique Loreau)의 말처럼 내 몸에 맞는 음식으로 섭취해야 한다. 언젠가부터 삼시 세끼는 내 몸을 건강하게 지켜주지 않았다. 동물들이 자연스럽게 배고플 때 먹고 배부르면 더는 먹지 않는 것이 최선이라는 것을 알게 된다.

사실 식습관을 바꾼다는 것은 여간해서는 고치기 힘든 일이다. 하지만 불편함 속에서 굳이 기존의 식습관을 고집하는 것은 이제 그만해야 한다. 나는 지난 6월쯤 내 몸에 최적화된 음식을 찾았다. 바로 유레카를 외쳤다. 나에게 안성맞춤인 자연식이었다. 영양의 균형을 채우는 최고의 식단을 찾으면서 소식만이 내 몸을 건강하게 하는 해답이 아니라는 것을 비로소 깨달았다.

잘못된 식습관 여든까지 간다

한 TV 예능 프로그램에서 아빠와 어린 아들이 함께 쉐프의 초대를 받아 레스토랑에 갔다. 아이는 아빠와 얌전히 앉아서 식사를 하던 중 배가 불렀는지 의자에 기댔다. 배가 부른 아이가 갑자기 식탁 위로 발을 올리는 것이었다. 발을 올렸다, 내리며 재미있다는 듯이 미소를 지은 채 장난을 쳤다. 아빠는 '식당이니 예의를 지켜야 한다'라며 어린 아들에게 정확하게 말을 했다. 아이는 눈치를 보면서도 다시 발을 올렸다. 아이의 아빠는 바로 아이의 다리에 손가락으로 튕기며 훈육했다. 아이가 울자 아빠가 제일 싫어하는 것이 민폐 끼치는 것이라고 단호하게 훈육하고 화해를 했다. 이처럼 어릴 때 밥상머리 교육은 많은 것을 알려줄 수 있는 소중한 시간이다.

좋은 습관을 키우는 가장 좋은 시기는 말을 배우는 3세부터라고 한다. 이때 식사시간에 집중하는 습관을 들이면 좋다. 요즘 식당에 가보면 아이를 데리고 온 가족들이 보인다. 하지만 정작 아이는 뒤로 빠져있고 어른들끼리 밥을 먹고 있다. 아이는 엄마가 주는 음식을 입만 벌려 받아먹는다.

그럼 아이는 무엇을 하고 있을까? 부모의 스마트폰으로 동영상을 뚫어지게 바라본다. 부모에게 눈길 한 번 주지 않고 집중한다. 부모는 편하게 식사를 할 수 있는 타이밍인 것이다. 아이는 배제된 채 부부만의 대화만 이어진다. 이 아이는 가족과 함께하는 소통의 시간을 체험하지 못하고 동영상의 즐거움에 빠져 있다. 이런 시간이 반복되다 보면 아이는 식사시간에 집중하지 않고 딴짓을 하게 된다. 성장해서도 식사시간에 가족과 대화하는 대신 스마트폰만 바라보고 있지는 않은지 곰곰이 생각해볼 문제다.

지금까지 살면서 음식이 제일 맛있을 때가 언제인가? 이렇게 물으면 어떻게 대답할 것인가. 예전의 나는 이 질문에 엉뚱한 대답만 했었다. 제대로 느끼지 못했던 것도 있고 풍족한 것이 넘쳐나기도 했기 때문이다. 특히 아이들은 부모의 등쌀에 먹기 싫어도 먹어야 하는 실정에 이르렀다. 먹는 걸 앞에 두고 입이 짧은 아이들은 먹지 않으려고 부모와 실랑이를 한다. 간식은 따로, 밥도 따로. 먹을 것이 많아 쳐다만 봐도 배부르다는 것이다. 사람은 배가 고프면 당연히 음식을 찾게 된다. 아이들이 밥을 먹지 않는 것은 중간에 무엇을 먹었던지 밥 먹는 걸 잊을 만큼 어딘가에 몰두해있기 때문이다. 사람의 몸은 거짓말하지 않는다. 당연히 배가 부르면 음식에 대한 욕심이 사라질 것이고 배가 고프면 무엇이든 먹기 위해 본능적으로 움직일 것이다.

　살면서 제일 음식이 맛있을 때는 배고플 때다. 공복감이 있을 때 먹는 즐거움은 제일 크다. 안도감마저 든다. 포만감이 있고 배가 고프다는 소리를 하지 않았는데 더 먹으라는 것은 한마디로 과식하라는 것이다. 영유아기의 아이들도 젖을 먹거나 우유를 먹을 때 양껏 먹고 나면 그만 먹는다. 더 이상 주려고 해도 말을 못하는 아이라도 젖꼭지를 밀어낸다. 하물며 말도 재잘재잘 잘하는 아이가 먹기 싫다고 표현을 하는데 먹인다는 것은 부모의 욕심인 것을 깨달아야 한다. 배가 부르고, 배고프지 않을 땐 먹지 마라. 그래야 나이가 들어서도 과식하지 않고 일정량만 먹고 일어나는 습관이 생길 것이다.

　과식하는 사람들은 몸이 반응하는 것을 무시하지 말고 적당한 선에서 멈춰야 한다. 멈출 줄 알아야 위장의 크기도 정상적으로 되돌아오게 된다. 자연히 배고픔과 포만감이 구분되면서 과식하는 습관이 차차 사라질 것이다. 그로 인해 위장이 쉴 수 있는 시간에 장이 운동할 수 있는 것이다.

예를 들어 아침 출근길에 보면 편의점 앞에 무더기로 학생들이 모여 있다. 등교시간도 다 되어 가는데 급하지도 않은 모양이다. 아침부터 삼각김밥, 라면, 과자와 콜라를 먹고 마시며 제각각 배를 채우고 있었다. 바쁘게 나온다고 아침을 모두 안 먹은 모양이다. 늦게 일어나 급히 나온 모습도 역력하다.

나는 집이 바로 편의점 앞이라 출근할 때 항상 이런 모습을 보게 된다. 거의 어제 보고 그저께 봤던 학생들이다. 똑같은 학생이 똑같은 장소에 와서 습관적으로 편의점에서 끼니를 때우고 등교를 했다. 성인이 되어서도 익숙해져 있는 습관대로 집밥 대신 다른 곳에 들러 아침을 해결하거나 건너뛸 것이다. 대신 매일 먹어도 건강할 수 있는 한 끼 식사를 할 수 있다면 효율적인 식생활로 건강까지 챙길수 있을 것이다.

많은 사람이 자신이 좋아하는 것만 먹고 찾는다. 부모들은 시간이 없고 귀찮다는 이유로 내 아이들에게 어릴 때부터 시중에 파는 당분이 가득한 과일주스, 탄산음료, 햄버거, 감자튀김 등 산뜻한 것으로 입맛을 들이고 한끼 식사로도 대신하고 있다. 부모도 함께 먹다 보면 끼니가 해결이 된다. 입맛이 적응되다 보니 이제 아이들이 정크푸드를 먼저 찾게 된다. 이런 습관은 청소년기에 가면 더욱 심해진다. 하루에 한 번씩 고칼로리 음식을 먹어야 제대로 먹는 것 같다고 한다. 하지만 눈과 입만 즐거운 음식의 피해는 대단하다.

딱히 건강한 음식을 찾지 못해 예전 습관 그대로 먹는 경우도 있다. 어떤 사람은 거의 1년 동안 편의점과 식당 음식으로 살아간 사람들도 있을 정도다.

우리 아이들은 학교 다닐 때 항상 아침밥을 먹고 다녔다. 자는 것을 깨우면 눈을 감고도 밥을 습관적으로 먹었다. 먹으면서 잠을 깨는 것이다. 늦었다고 빨리빨리 먹으라고 부모는 재촉한다. 말없이 대충 씹어 넘기면서 식사는 끝난다.

당시에는 학업에 집중이 잘되라고 꼭 아침을 먹여서 보냈다. 종일 공부하는데 밥이라도 먹이지 않으면 안쓰러웠기 때문이다. 대충 씹어서 넘긴 음식으로 몇 번씩 체한 적도 있다. 그래도 안 먹는 것보다 나을 것 같아 굳이 밥을 먹이고 학교를 보냈다.

식사의 제일 첫 번째 중요한 것이 천천히 오래 씹어 먹으라는 것이다. 그래야 음식물이 흡수가 잘되어 장에서 노폐물이 잘 생기지 않기 때문이다. 노폐물이 생기다 보면 간에서 해독하는 데 많은 일을 하면서 독소를 내뿜는다. 그로 인해 피가 탁해지는 결과를 초래한다. 아이들은 신진대사가 활발하기 망정이지 노화가 진행되는 30대부터는 조심해야 할 부분이다.

아침에 일어나 수축된 상태인 위장에 갑자기 씹지도 않은 밥이 들어가니 체할 수밖에 없다. 무조건 잘 먹으면 되고 많이 먹고 키가 크고 건강하면 제일 좋은 것이라고 생각했다. 학생이니까 왕성한 에너지가 있으니 다 소화시킬 것 같았다. 나의 미련함에 아이들 몸만 고생을 시켰다는 생각이 든다.

아들은 성인이 되어서도 무분별하게 먹고 빨리 먹는 습관을 버리지 못했다. 대충 씹어 먹고 곧장 화장실로 향한다. 장이 건강하지 않은 것이다. 이제는 음주도 함께하기 때문에 더욱 그렇다.

삶의 방식을 개선해나가겠다는 것은 쉽지 않은 결정이다. 몇 가지 습관만 바꾸면 된다는 말은 핑계에 지나지 않는다. 어렸을 때부터 부모가 알려주고 환경을 만들어줘야만 한다. 늦었다고 생각할 때도 많은 시간이 걸리겠지만 여러 가지 시도를 해보는 것도 도움이 된다. 나에게 맞는 좋은 식습관을 찾고 행동하다 보면 자연스럽게 습관으로 이어질 것이다.

잘못된 습관은 천천히 서두르지 말고 고쳐나가면 된다. 작고 소소한 습관이라도 바꾸어 간다면 무엇이든 할 수 있다는 확신이 생기면서 더 건강한 삶을 이어갈 수 있을 것이다. 확신한다면 생각은 이제 접어두고 당장 오늘부터 실행에 옮겨라.

건강을 왜 함부로 방치하는가?

거울 속에 비친 내 몸을 한번 가만히 들여다보자. 머리부터 발끝까지 무슨 일은 없는지 자신의 몸에게 물어보자.

기운이 있어 보이는지, 머리숱은 많이 안 빠졌는지, 안색은 괜찮은지, 미소를 짓고 있는지, 눈에 황달은 없는지, 눈은 뻑뻑하지 않은지, 피부에 트러블은 나지 않았는지, 잇몸은 괜찮은지, 호흡은 천천히 쉬고 있는지, 목이 뻣뻣한지, 어깨, 허리, 무릎 통증은 있는지, 배는 나왔는지, 등이 굽었는지, 허리는 제대로 펴고 있는지, 짝발로 서있지는 않은지, 발에 통증은 없는지 찬찬히 살펴보자.

어떤가? 질문에 대한 답을 할 수 있겠는가? 시간을 두고 자신에게 물어보라. 분명 내 몸은 표현할 것이다.

바쁘게 돌아가는 인생에서 나를 돌아보는 것은 사실 쉽지 않다. 정신없이 가버리는 시간 속에 정작 내가 휴식을 취하는 시간도 감지덕지다. 팍팍한 생활에 갇혀 시간 없고, 먹고 즐기느라 시간이 없고, 피곤해서 잠자기 바빠서 시간이 없다. 아무도 자신에게 어떻게 하라고 한 것도 아닌데 스스로 자기 굴레에 빠져있다. 그 굴레에서 잠시 빠져나와 눈을 감고 자신을 들여다보자. 그리고 내 몸에 말을 걸자. 잘 지내지? 내 인생아.

몇 년 전 나의 지인은 직장생활을 하던 평범한 사람이었다. 토요일까지 근무하는 직종에 몸담고 있었다. 이름만큼이나 마음도 얼마나 예쁜지 나는 그분을 참 좋아했다. 밝은 성격만큼이나 사람도 좋아해서 저녁마다 모임을 하고 나 역시 저녁도 몇 번 같이 먹었다. 그분은 산을 좋아해서 주말이면 항상 지인들과 함께 등산을 즐겼다. 한창 등산이 유행했던 시절이었다.

휴일도 쉬지 않고 등산을 가고, 평일이면 퇴근 후 자주 회식을 하는 것 같았다. 한번은 같이 술을 조금 마셨는데 그분은 금방 취해버렸다. 그리고 구토를 자주 했다. 한두 번 그런 모습을 본 게 아니다. 얼마 후 그분은 암이라는 선고를 받았다.

언제 어떻게 무엇을 했는지는 나는 확실히 모른다. 하지만 분명한 것은 그분은 몸을 쉬게 하지 않았다는 것이다. 그리고 먹고 마시는 것도 자신에게 거부반응을 일으킬 만큼 한도를 넘었다. 분명 몸에 신호가 왔을 텐데 왜 방치를 했는지 안타깝기만 했다. 지금은 다른 부위까지 전이되어 치료 중인 것으로 안다. 그래도 긍정적인 분이시라 늘 목소리는 밝고 명랑하다.

삭티 거웨인(Shakti Gawain)은 이렇게 말했다. "귀 기울여 들어준다면 우리 몸은 우리에게 분명하고 구체적으로 이야기한다."

내 몸은 소중하다. 나만 있는 게 아니라 나를 바라보는 가족도 있고, 친구도 있고, 동료도 있다. 내 몸을 지켜야 그들에게 미안하지 않다. 그래야 내 몸에게도 최대한의 예우를 지켜주는 것이다.

몸의 병은 마음의 병까지 불러온다. 마음의 병을 고치려면 내면의 목소리에 귀를 기울이고 내 감정을 인정하고 자연스럽게 흘려보내야 한다. 건강하다고 아무렇게 하라는 뜻이 아니다. 자신에게 좀 더 관심을 가지면 분명 우리 몸은 우리에게 이야기할 것이다. 우리 몸에는 항상 암이 함께 존재하고 있다는 것도 잊지 말자. 암이라고 진단받은 사람은 자신의 인체를 견뎌내지 못할 만큼 면역력이 떨어져서 밖으로 드러난 것이고 나머지 사람들은 항상 숨겨져 있다는 것을 알아야 한다.

나는 그 지인에게 식단 중 제일 좋은 생채식을 권하고 싶다. 힘든 방사능 치료로 이미 모든 것을 바쳤을 정도로 체력은 소진되어 있다. 정작 치료다운 치료는 되지 못하고 사람 마음까지 더 약해지게 만드는 원인이 되었다. 그래서 자연으로 치유될 수 있는 생채식을 권해보고 싶은 마음이다. 사람도 체질이 각기 다르기 때문에 판단은 자신이 내릴 수밖에 없다.

3년 전 A씨는 출근하다가 자신도 모르게 쓰러졌다. 그리고 정신을 잃었다. 그 뒤로는 아무것도 생각나지 않는다고 한다. 깨어보니 병원인데 말을 잘할 수가 없다고 했다. 움직이지도 못하고 병상에 누워만 있어야 했다. 뇌졸중으로 쓰러진 것이다. 마비된 팔과 다리 그리고 안면 마비까지 소리도 없이 찾아온 질병이 한 사람의 인생을 180도 바꿔놓았다.

뇌졸중은 '소리 없는 악마'라고 불린다. 그런데 과연 소리 없는 악마일까? 분명 쓰러지기 전에 몇 번의 신호를 보냈을 것이다. 아니 신호가 왔다고 했다. 건강검진을 받았는데 혈압이 너무 높으니 약을 처방해서 먹고 관리를 하라고 했다고 한다.

그러나 아랑곳하지 않고 밤늦게까지 야근, 모임, 출장을 반복했다. 늦게까지 못 먹는 술도 마시고 야식을 먹으며 다음날 항상 피곤함을 느끼고 머리가 무겁고 개운하지 않은 날이 반복되었지만 무시해버렸다.

건강하고 젊은 한 남자는 한순간에 한쪽이 마비된 신체를 가진 사람이 되었다. 그걸 보상받기라도 하려는지 재활 훈련도 남들보다 더 죽기 살기로 했다. 마비된 기능을 살리기 위한 훈련은 계속되었다. 미처 알지 못했던 자신의 건강을 최대한 회복시키기 위해 발버둥을 쳤다. 계속된 운동으로 손에는 물집이 없어지질 않았다.

식습관 개선을 위해 기름진 고기와 술은 일절 피했다. 그 대신 규칙적인 생활을 하며 채식 식단과 과일 위주로 먹고 식사량도 줄여가면서 재활 훈련에 매진했다. 그러고 나니 일년 후 신체기능이 50% 이상 돌아왔다. 아직 복직할 단계가 아닌 것을 인정하고 좌절하지 않고 하루도 빠짐없이 재활 훈련에 매달렸다. 그렇게 1년이 지나고 쓰러진 지 2년 만에 드디어 일상생활로 복귀했다.

대부분 뇌졸중이라고 하면 뇌가 손상된 것이라고 안다. 손상된 뇌는 결코 회복이 안 된다고 생각한다. 그러나 손상된 조직 이외의 손상되지 않는 뇌세포를 규칙적인 운동과 식습관 개선으로 충분히 기능을 살릴 수 있다는 것을 모르는 사람도 많다.

이제는 일에 대한 욕심을 버리고 자신의 몸을 챙기는 데 집중하고 있다. 아침 일찍 우리 부부와 함께 운동도 하고 모닝커피도 한잔 마실 만큼 몸 상태가 아주 좋아졌다. 나보다 더 일찍 일어나 운동을 하는 아침형 인간이 되었다. 이제 안면 마비는 완전히 풀려 보통사람과 똑같이 회복했다. 말은 구사 능력이 아직 다 돌아오진 않았지만 일 년 전보다 많이 좋아졌다. 피나는 노력의 결과다.

아무도 알 수 없는 자신의 건강. 다시 한번 뒤돌아봐야 한다. 내가 무엇을 먹으니 편안했는지, 무엇을 할 때 마음이 유유해졌는지를 알아보고 그것을 찾아 잠시라도 시간을 내서 자기 것으로 만들어야 한다.

건강의 소중함을 깨닫게 되면 자신을 돌아보는 계기가 된다. 지나온 세월이 주마등처럼 스쳐갈 것이다. 건강을 잃고 나서 후회한들 처음의 상태로는 100% 되돌아갈 수 없다는 것도 알 것이다.

평생 내 몸을 관리한다는 생각으로 감사하게 살아가야 한다. 그나마 한쪽이라도 멀쩡하니 다행이라고 긍정마인드를 가진다면 감사할 일만 남게 된다. 끊임없이 자신에게 관심을 가지고 게을리하지 않으면 기적이 일어날 것이다. 모든 일은 마음먹기에 달렸다.

내 남편의 경우도 예외는 아니었다. 예전엔 밤늦은 시간까지 TV를 시청한다고 잠자는 시간이 일정치 않았다. 밤늦은 시간까지 있으면서 배고픔을 달래기 위해 라면을 끓여 먹는 것은 당연하게 생각했다. 음식을 급하게 먹고 과식으로 몸을 힘들게 했다. 먹지 못하는 술도 먹고 다니며 자신을 괴롭혔다. 발에 통증이 오는 것도 모르고 운동까지 심하게 하는 등 자기 몸을 돌보지 않고 방치했다.

그 결과, 올 것이 왔다. 통풍이 오고 혈압도 올라 약까지 먹게 되었다. 어느 날은 아침에 뒤돌아 뭔가를 먹고 있기에 뭘 먹느냐고 물어봤다. 아니나 다를까, 의사 선생님이 일주일만 먹어보라고 했다면서 혈압약을 내보였다. 병원을 다녀왔다는 말도 없이 몰래 약을 먹고 있는 모습에 어이가 없었다. 일주일이 지금 평생이 되고 있다. 시간을 두고 음식조절과 운동을 병행하면서 자연치유로 완화해 볼 생각은 왜 못했는지. 약으로 모든 것을 해결하려는 남편이 안타깝기만 했다.

그러나 남편은 조금씩 달라지기 시작했다. 밤늦은 시간까지 깨어있는 횟수도 많이 줄어들었고 아침에는 함께 운동을 나간다. 과식으로 인한 불편함을 없애기 위해 먹는 양도 많이 줄여나갔다. 내가 잔소리를 거의 하지 않을 정도로 자신의 몸을 이제야 챙기기 시작한 것이다. 안 아프게 나이 들어가야 본인이 서럽지 않다. 몸을 돌보지 않고 하고 싶은 대로 함부로 하다 보면 남는 것은 질병과 통증밖에 없다.

우리는 쾌적한 몸 상태를 가질 자격이 충분히 있는 사람들이라는 것을 잊지 말자. 굳이 자신을 학대할 필요는 없다. 이제는 내 몸의 소리에 귀를 기울이고 내 몸이 표현하는 것을 알아차려라. 더 굳기 전에 몸을 부드럽게 움직이고 내 몸이 좋아하는 먹거리를 찾아야 한다.

삼시 세끼를 꼭 먹을 필요는 없다

우리는 일반적인 식생활로 하루 세끼를 꼽아왔다. 언제부터인지는 정확히 알 수 없지만, 아침, 점심, 저녁 하루 세끼 꼬박꼬박 먹는 것이 일반화되었다. 먹을 것이 귀해서 굶는 경우가 많았던 시대에 비해 요즘은 식생활이 넘치고 풍족해졌다. 자주 듣는 익숙한 인사말이 있다. '밥은 먹고 다니는 거야?', '끼니 거르지 말고 잘 챙겨 먹어.' 어렸을 때부터 끼니를 거르지 말라고 귀에 못이 박히도록 들었다. 그만큼 식생활이 인간이 살아가면서 얼마나 중요한지를 이야기한다. 하지만 이제 이 말은 부모님 세대가 아니면 잘 쓰지 않는 것 같다.

바쁘고 바쁜 세상에 끼니 거르기가 일상생활이 되어버린 지금. 현대에는 하루 한 끼 굶어도 대수롭지 않게 여긴다. 한 끼라도 굶으면 건강을 해칠 수 있다는 예전의 생각과 사뭇 달라졌다. 보통 아침을 먹지 않고 출근하는 사람들을 내 주위에서도 많이 보게 된다. 삼시 세끼라는 말은 때에 맞춰 챙겨먹고 건강하라는 것인데 한때를 놓치고 있다는 것이다.

언제부턴가 '아점'이라는 신조어가 유행하기 시작했다. 그뒤 아침 겸 점심 두 끼를 한 끼로 줄여서 먹는 사람들이 많아졌다. 브런치로 서구화된 식사를 하면서 아침과 점심 사이에 한 끼를 먹는 것이다. 어떤 이는 공복 상태를 달랠 수 있어서 최고의 맛을 느낄 수 있다고 한다. 많은 시간을 투자해야 차려지는 한식 아침 식탁에 비해, 간단한 브런치로 식사를 하면 효율적인 식사가 될 수 있다. 식단조절로 체중 관리에도 도움이 된다며 사람들이 아점을 선호하고 있다. 질병과 시간과의 전쟁에 현명한 현대인의 발상임이 틀림없다. 굳이 삼시 세끼를 지킬 필요가 없어졌다는 것이다.

한창 아점이 성행할 때 그 뒤를 이어 간헐적 단식이 나타났다. 엄연히 따지면 단어만 바꿔놓은 것이고 건강한 식단에 초점을 맞추었다는 의미도 있다. 현대병이 많아지고 있는 이 시점에 굳이 하루 세끼가 건강에 도움이 되지 않는다는 사실을 알아버린 것이다. 건강한 삶의 기본인 삼시 세끼라는 것에 대한 반론이 일어난 것이다.

일부 사람들을 제외하고는 공복 상태를 유지하는 식사를 통해 얻는 체중 관리와 질병 치유라는 이론에 효과가 있음을 인정했다.

나는 아침형 인간이다. 매일 아침 일찍 일어나 잠자던 정신을 깨우고 몸을 깨운다. 오랫동안 지켜온 습관이다. 늘 아침을 맞이하며 조깅으로 하루의 에너지를 얻고 있다. 운동 후 느끼는 공복감은 몸이 날아갈 듯 가뿐하다. 그 상태를 유지하고 음식을 섭취하지 않으면 공복감이 많이 밀려온다. 하지만 오전 내내 몸이 가벼운 걸 느낄 수 있다.

하지만 배고픔을 참지 못해 탄수화물이 들어간 식사를 마치고 나면 불편한 것을 바로 느낄 수 있다. 괜히 먹었다는 후회감이 든다. 직장에서 점심까지 때맞춰 듬뿍 섭취하는 날에는 내 장 속은 종일 불편함이 가시질 않는다. 그래서 적게 먹을 수밖에 없다.

그때까지만 해도 특별한 식습관으로 바꾸려고 노력도 하지 않았다. 아니 특별하고 최적의 건강식단을 찾지 못했다. 지금 하는 식생활이 최선인 줄 알았다. 간헐적 단식의 단점은 굶은 한 끼를 간헐적 폭식으로 아무 생각 없이 먹는다는 것이다. 풍부한 영양소 대신 풍부한 양의 음식을 먹는 사람들이 그러하다. 그로 인한 질병 문제 또한 심각해질 수밖에 없다.

최근 먹방 유튜브 영상이 곳곳에서 활개를 친다. 그것을 보면 경악할 수밖에 없다. 사람이 맞나 싶을 정도로 어마어마한 양의 음식을 섭취하는 영상이다. 그만큼 칼로리도 어마어마할 것이다. 그렇게 엄청난 식사량을 맛있게 먹을 수 있는 인체가 더 놀랍다. 실제 SNS의 먹방은 폭식을 미화해서 실제인 것처럼 과식을 권장하고 있는 것 같다. 소식하는 사람들은 그 끔찍한 광경에 더 이해가 되지 않을 것이다. '아무리 대식가라고 해도 저렇게 먹고 탈이 없을까?' 하는 의문이 들 정도다.

그에 반해 먹방 유튜브 영상에 빠져서 눈을 떼지 못하는 사람들은 대리만족을 느낀다. 밥 먹고 돌아서면 배고플 젊은 나이라면 이해가 된다. 한창 먹을 나이에 그 충동을 영상으로 대리만족을 느끼는 것은 사람의 본능이다. 자연히 푹 빠질 만큼 강렬했다. 내가 퇴근 후 음식 먹는 방송 프로그램에 눈이 가는 이치와 다를 것이 없다.

밤늦게 먹방을 보던 큰아이도 갑자기 배고프다고 라면 두 개를 단숨에 후루룩 먹어버린다. 밥까지 뚝딱 말아먹는 것이 딱 먹방 화면을 보는 듯했다. 한두 번이 아니다. "내 아이만 이럴까?" 하는 의문이 든다.

먹고 싶은 충동이 들 만큼 음식을 맛있게 먹어치우는 영상. 하지만 그 베일에 감춰진 빨간불은 어떻게 끌 수 있을 것인가? 만약 삼시 세끼를 저렇게 먹으면 무슨 일이 일어날까?

요즘은 먹을 것이 넘쳐나고 입에 즐거운 음식을 너무 많이 섭취한다. 거침없이 먹는 현대인들에게 문제가 아닌 문제가 발생하고 있는 것이 현실이다. 혈액을 탁하게 하는 음식으로만 섭취하니 탈이 날 수밖에 없다. 무엇을 먹는지도 중요하지만 어떻게 먹을지도 생각하는 현명함이 있어야 하는데 현실은 그렇지 않다. 젊음만 믿고 식생활을 망치는 행동은 노후에 병든 삶을 살게할 뿐이라는 것을 아직 인식을 하지 않으려 하고 있다.

윤택한 생활로 지천에 널린 음식을 마구 내 몸속으로 섭취하는 행동은 이제 자제를 해야 한다. 이왕이면 하루 세끼를 몸에 부담이 가는 음식으로 채울 것이 아니라 한 끼에 어떻게 먹을 것인가와 무엇을 먹을 것인가를 고민하자. 잘 먹는다는 것을 많이 먹는 것으로 착각하지 마라. 잘 먹는다는 것은 영양소가 골고루 들어간 음식을 자기 몸에 맞고 적절하게 섭취하는 것이다.

'먹기 위해 사나, 살기 위해 먹나?' 흔한 이 말에도 그만큼 먹는 식생활의 중요성이 내포되어 있다. 본능적으로 살기 위해서 먹는 건 당연하지만 먹는 것을 추구하기 위해 굳이 살지는 않을 것이다. 사람은 음식 준비하는 과정, 영혼이 담긴 요리로 가족과 단란하고 건강한 식생활을 누리고 싶어한다. 따뜻함이 담긴 매끼 식사에서 정서가 피어나고 행복을 추구할 수 있다. 빠르게 변해가는 현대사회에서 변화의 바람은 이미 불었지만 사람의 마음은 가족적인 단란한 한 끼를 그리워한다.

사람은 보통 적응을 잘한다. 식습관은 처음부터 습관이 될 때까지 적응해나가고 익숙해지는 과정이다. 익숙함은 나를 만드는 과정이기도 하다. 굳이 낡은 식습관으로 나를 힘들게 할 것이 아니라 나에게 맞는 식습관을 찾아 내 몸을 최적화시켜라. 하루 세끼를 다 챙겨 먹어야 하는 사람들은 꼭 챙겨 먹어라. 그래야 내 몸의 균형을 맞출 수 있다.

끼니가 몇 번이든 자기 몸을 돌보지 않으면 아무 소용이 없다. 다들 바쁘다는 핑계로 자신에게 소홀하면 병이 찾아온다. 내 몸에 맞는 내 몸의 생체시계에 맞게 적당히 음식을 섭취하는 것은 옳은 선택이다. 굳이 삼시 세끼를 먹지 않아도 균형 있는 식생활로 자신의 건강에 관심을 가져보자. 세상에서 내 몸만큼 소중한 게 어디 있겠나.

1일 1식이다, 간헐적 단식이다 하는 것도 몸에 문제가 없을 때 이것도 해보고 저것도 해보고 내 몸에 맞는 식습관을 찾는 것이다. 아프고나서 부리나케 식습관을 바꾸는 삶은 이제 그만해라. 이제 삼시 세끼를 꼭 먹어야 한다는 생각은 버리고 내 몸에 맞는 식습관을 찾아 불편함에서 해방되자.

잘못된 식습관이 내 몸을 망친다

요즘 들어 무릎 수술을 한 사람들이 평소보다 많이 늘었다. 나이 드신 노인분들이 보통 걸리는 퇴행성 관절염 환자들이 요즘은 연령대가 내려가고 있다. 격한 활동과 비만으로 인한 과체중의 중력을 이겨내지 못해 퇴행성 질환이 빨리 온 것이다. 관절염은 더 이상 고령자들만 겪는 문제가 아니다. 보통 병원에서는 무리하게 일한 것이 원인이라고 말을 한다. 하지만 영양 상태가 좋지 않은 식습관에도 원인이 있다는 것을 알아야 한다.

나는 무릎이 안 좋은 사람에게 제일 먼저 하는 말이 있다. 바로 체중을 줄이라는 것이다. 무릎과 발목관절에 거의 체중이 실리기 때문이다. 몸이 무거울수록 연골은 더 빨리 닳고 통증은 더 심해지는 것이다.

　요즘 젊은 층의 비만이 갈수록 늘어가고 있다. 불규칙한 식습관으로 인해 야식을 자주 먹는 것도 살이 찌는 큰 원인이기도 하다. 코로나19 사회적 거리두기로 인해 집에 있는 횟수가 많아지고 활동량이 줄어들게 되었다. 그로 인해 집에 앉아서 배달음식을 먹는 횟수도 늘어났다. 비만 원인 중 최고로 뽑을 수 있는 것이 바로 활동량 감소와 배달음식이다. 특히 밤에 먹는 족발, 치킨, 떡볶이, 피자 등 칼로리가 아주 높은 고열량에 저영양식이 거의 대부분이다. 미각을 자극하는 데는 최고의 야식이기 때문에 아이들이 있는 곳에서는 거의 매일 배달음식이 끊이지 않고 있는 실정이다. 하지만 배달음식은 혀의 감각을 무디게 할 만큼 자극적이다. 이로 인해 서서히 몸 안에 노폐물은 쌓여만 가고 몸안의 독소로 인해 점점 몸은 무기력해지고 더욱 피곤함을 느끼기 시작한다.

　야식의 문제점들은 많다. 고지방, 고칼로리와 나트륨 과다로 인해 체중이 증가하고 있다. 체중이 증가하면서 혈액 속에 지방이 생기고 피가 탁해지면서 콜레스테롤이 높아간다. 혈액이 탁한 상태를 개선하지 않으면 다양한 질병의 원인이 된다. 신진대사가 원활하지 못해 혈액순환에 문제가 생겨 심뇌혈관에도 악영향을 미칠 수 있다. 되도록 아이들의 입맛이 자극적인 음식에 노출되지 않아야 하는 이유다.

그런데 사실은 배달음식에는 거의 모두가 동물성 식품이고 밀가루로 만든 완성품들이 주를 이룬다. 특히 젊은 청년들에게는 이런 종류 빼고는 딱히 먹을만한 즐길 거리가 없다. 바쁘니까, 귀찮으니까, 간단하게 시킬 수 있는 거니까, 기름지고 맛있으니까 모두 열광을 하는 것이다. 사회에 만연한 이런 음식들이 다른 것으로 대체할 수 있는 식품이 나오면 어느 정도 자극적인 음식에서 벗어나지 않을까 생각해본다.

이웃 P씨는 오늘 저녁은 뭘 먹을까를 매일 고민한다. 집에서 요리의 기쁨을 느끼는 것이 아니라 배달음식을 무엇을 시킬지, 입맛에 맞는 식당은 어디일지를 고민했다. 거의 매일 외식을 하는 것 같았다.

시간에 쫓겨 바쁘게 살아가는 요즘 사람들이 외식을 하는 것은 어쩔 수 없지만 건강을 위해서는 다시 생각해 봐야 할 문제였다. 삼겹살, 치킨, 회 등 거의 외식을 동물성 식품으로 만든 음식을 즐겼다. 고기도 먹어 본 사람이 잘 먹는다고 매일 먹는 고기는 항상 맛있다고 했다. 한 번씩 집에서 요리할 경우는 인터넷에서 시킨 고기 종류와 가공식품이 주를 이룬다. 고기와 튀긴 음식이 없으면 입맛이 없다고 할 만큼 동물성 단백질과 지방의 섭취가 아주 높다. 동물성 단백질을 좋아하는 사람들은 음주를 함께 하는 경우도 많다. 체중도 예전보다 8kg가 더 늘었다고 한다. 2년 전에 보던 모습이랑 많이 달라졌다. 맑던 하얀 피부도 붉은 기가 많이 돌고 안색이 피곤 해보였다. 지치고 무기력해보이기까지 했다.

하루는 건강검진을 받고 와서 콜레스테롤 처방을 받기도 했다. 그 집에는 어린아이가 있다. 항상 외식하다 보니 아빠, 엄마와 동 행하게 된다. 항상 부모가 먹는 것과 같은 걸 먹을 수밖에 없다. 아 이가 키가 작아서 많이 먹어야 한다며 엄마는 아이의 입속에 계속 고기를 넣어준다. 배달음식도 거의 다 치킨과 햄버거, 감자튀김 등 첨가물이 가득한 식품이다. 아이는 어쩔 수 없이 엄마가 시켜주는 음식을 먹을 수밖에 없다. 많이 먹다보니 아이의 입맛도 익숙해져 아이가 먼저 배달음식을 찾게 되고 아이가 좋아하는 음식이 되어 버렸다.

어느 날은 아이 엄마랑 같이 공원에 산책간 일이 있었다. 아이는 좋아서 마구 뛰어다니더니 갑자기 엄마한테 와서 배가 아프다고 했 다. 아이 엄마는 바로 눈치를 채고 아이가 변비가 있어 요즘 계속 힘들어한다고 했다. 뛰어다니면서 장운동이 활발해졌는지 바로 신 호가 오는 듯했다. 하지만 아무리 힘을 주어도 나오지 않는지 너무 괴로워했다. 변비가 생긴 지 일주일이 되었다고 한다.

활동량도 많고 제때 밥도 먹이는데 변비가 생긴 것은 바로 외식

음식에 들어있는 동물성 단백질과 섬유질도 하나도 없는 고칼로리 식품의 비율이 너무 높았기 때문이다. 아이의 위장은 작고 여린데 어른이 먹는 것을 같이 먹었으니 제대로 장 활동을 못한 것이다. 부모 편하다고 먹은 음식이 아이의 몸속에 독소만 쌓이게 한 결과가 되었다. 동물성 단백질과 지방은 몸을 크게 할 수는 있지만 아이의 혈액은 점점 탁해지고 독소로 인해 면역력이 약해져 질병에 취약한 체질이 될 가능성이 높다.

이미 아이는 고열량, 고지방식 등 자극적인 배달음식에 입맛이 젖어 들었기 때문에 지금 와서 과일이나 야채를 주면 당연히 먹지 않을 것이다. 하지만 지금부터라도 엄마가 직접 요리한 음식, 신선한 과일과 채소로 아이의 입맛을 바꾸어주는 것이 좋다. 늦지 않았으니 지금부터라도 식생활을 개선해서 가족 모두의 건강을 챙겼으면 하는 바람이다. 부모가 무엇을 먹는지 어떻게 먹는지가 아이의 건강을 지켜줄 수 있다는 것을 명심하길 바란다.

예전에 한번 식탁을 차릴 때 온통 푸른 채소와 해조류로 차린 적이 있었다. 늘 고기를 찾는 아들 때문에 일부러 차린 밥상이다. 조용하던 아들이 한마디 했다.

"목탁 소리가 들려요. 엄마." 아들도 사찰음식은 채소밖에 없다는 것을 알고 있는 것이다.

절을 한번씩 찾으면 항상 절 옆 밭에서 일하시는 스님을 보게 된다. 직접 기른 채소로 만든 공양을 얻어먹고는 한다. 거의 조미가 되지 않은 것 같은데 맛이 있다. 채소 하나 하나의 질감이 제대로 살아있는 것을 느낄 수 있고 향도 깊다. 거기서 먹으면 급히 먹는 게 이상할 정도다. 우아하게 천천히 음식을 먹어야 할 것 같은 분위기다. 쫓기듯 먹던 일상에서 잠시 내려와 힐링하는 것 같다. 먹고 나면 더부룩한 느낌은 전혀 들지 않고 오히려 몸이 가벼워짐을 느낀다. 그 기분을 느끼기 위해 밥상을 차렸는데 기가 막히게 알아채는 아들이 사랑스러웠다. 말은 그렇게 했지만 쌈채소와 나물을 아주 맛있게 먹었다.

당장 아이들의 입맛을 바꾼다는 것은 쉽지가 않다. 부모의 욕심이다. 부모가 아이의 입맛을 본인에게 맞췄기 때문에 식습관을 바꾸는 것도 부모가 먼저 변해야 하는 이유다. 아이들이 싫어하더라도 조금씩 요리를 달리해서 입맛에 맞춰보도록 노력해야 한다.

자연식 음식은 맛이 없을지 모르지만 거부반응은 나타나지 않을 것이다. 가랑비에 옷 젖듯이 조금씩 자주 먹다보면 익숙하게 먹을 수 있다. 어른 역시 몸이 무거워지는 음식과는 이제 서서히 이별여행을 해야 한다.

잘못된 식습관으로 내 몸을 망치고 가족의 건강을 해치는 일은 이제 일어나지 않길 바란다.

생식과 화식의 두 얼굴

신은 자연 그대로의 먹을 것을 인간에게 보냈다. 경주시 산내면에는 평생을 생식하는 마을이 있다. 신이 내린 자연의 먹거리를 고스란히 섭취하고 있는 이 마을 사람들은 모두 다 생식을 한다. 이른 아침 산과 들에 가서 캐온 약초, 푸성귀, 나물 종류 등 자연에서 채취한 먹을거리가 주식이다. 소유의 삶에서 잠시 떠나와 비우는 삶과 간소한 삶을 살아가는 그분들의 모습이 갑자기 보고 싶어졌다.

어떤 마음으로, 어떤 방식으로, 현재 건강은 어떠한지, 행복을 추구하는 방법 등을 보고 싶고 듣고 싶다. 그곳은 아무나 들어가지 못한다고 한다. 외부 사람들이 들어오기 시작하면 조용히 사는 삶에 방해가 되기 때문이라고 한다. 자연에서 얻은 식재료를 그대로 직접 섭취한다는 그 사람들의 의식에 강단이 보인다. 기회가 된다면 꼭 한번 가서 자연의 위대한 섭리를 이해하고 생식의 기쁨을 누리고 있는 사람들의 삶을 보고 싶다.

프란시스 마리온 포텐저(Francis M. Pottenger) 박사는 1932~1942년 포텐저 고양이 실험에서 살아있는 생식과 익힌 화식을 먹는 고양이에 관한 논문을 발표했다. 생것을 준 고양이는 질병도 없고 더 오래 살고 건강했다. 반면 익힌 음식만 먹은 고양이는 각종 질병이 다 나타났다고 보고했다. 생식 마을에 사는 사람들은 이 결과를 보고 생식을 실천하고 있는지도 모른다.

생식이란 말 그대로 음식을 익히지 않고 날것으로 먹는다는 말이다. 태양에너지가 내리쬐는 자연 아래 싱싱하게 살아있는 것을 섭취한다는 것은 자연의 생명력을 고스란히 받는 것이다. 태초에 인간은 신이 주신 열매, 나뭇잎, 씨앗, 견과류와 뿌리식물을 먹으며 살아왔다.

"온 지면의 씨 맺는 모든 채소와 씨 가진 열매 맺는 모든 나무를 줄 테니 먹을거리로 삼아라."

성경에 이렇게 나와 있듯이 신께서는 자연 그대로 먹을 것을 주셨다. 그것을 그대로 먹으며 사람들은 진화되고 삶을 영위했다. 반면 불을 이용해서 삶을 영위하는 사람들은 화식의 맛에 점점 익숙해져 생식의 필요성을 무시하기도 한다.

생식은 무엇보다 살아있는 음식이기에 효소가 가득 들어있다. 효소는 내가 먹은 음식이 소화가 잘되고 흡수가 잘되도록 도와주는 역할을 한다. 효소가 도와줘야 좋은 영양소가 몸속으로 간다.

지인 중 사회적 지위도 있고 경제적으로도 여유로운 분이 계신다. 그분은 몸에 좋다는 것은 다 먹고 식사도 잘하시는데 살도 찌지 않고 마른 데다 매일 피곤하다고 하신다. 아침마다 밥을 먹고 영양제까지 복용했는데도 그때뿐이라고 한다.

원인은 그분이 먹는 음식이 몸 안에 흡수가 안 되는 것일 가능성이 크다. 음식이 자기 역할을 못하고 노폐물만 쌓이게 한 결과다. 바로 체내에 효소가 모자랐기 때문이다. 효소는 영양분을 몸속으로 흡수할 수 있게 하는 정말 중요한 기능을 한다. 효소는 살아있는 생물에 많이 들어있다. 조리하지 않은 자연 그대로의 과일, 채소, 현미가 몸에 좋은 특별한 이유가 있었던 것이다. 그 후 그분에게 생채식을 알려드리고 실천하게 한 결과 훨씬 몸이 가볍고 피로감이 없어졌다고 연락이 왔다.

효소는 우리의 몸에서 많은 일을 한다. 식물이 씨앗을 틔우고 열매를 맺게 하는 것은 효소가 있기 때문이다. 효소는 또한 소화, 흡수, 해독, 면역력 강화 등 생명 유지에 필요한 일을 한다. 하지만 화식은 본래의 성격을 가지고 있던 먹을거리의 효소를 사라지게 한다.

삼시 세끼를 모두 불에 굽거나 찌거나 튀겨서 먹는 우리의 음식에는 거의 효소가 남아있지 않다. 음식물 속에 들어있는 효소를 파괴하지 않고 그대로 내 몸속으로 흡수할 수 있는 방법은 바로 생식이다. 생식은 화식에서 얻지 못하는 중요한 효소를 얻을 수 있다는 점에서 의미가 있다.

나는 컨디션이 안 좋거나 하루 한 끼 일반식을 하고 몸이 개운하지 않다고 느껴지면 삼시 세끼 생채식을 5일간 한다. 아침 운동 후 섬유질이 가득한 과일과 잎채소, 견과류를 함께 먹고 점심은 과일, 현미를 준비해와서 먹고 있다. 완전 생채식의 저녁 역시 과일식으로 마무리를 한다. 세끼를 다 생채식으로 하고 나면 평소보다 2배의 가벼움을 느끼고 머리도 맑아진다. 옷을 입어도 갑갑하다는 느낌이 없을 정도로 몸이 가벼워진다. 체내에 독소가 사라지면서 정화된 것이다. 사실 아무나 할 수 있을 것 같지만 하루도 하기 힘든 사람도 있을 것이다.

직원이 내 책상 앞에 있는 생현미가 담긴 통을 보면서 한마디 한다. "건강에 좋은 것은 알겠는데, 이렇게 실천하기가 쉽지 않다"라며 "점심시간 때 나오는 상추는 조금 먹겠는데 생현미는 도저히 엄두가 안 날 것 같다"는 것이다.

내 건강에 좋다고 다른 사람에게 다 좋은 것은 아니다. 모든 사람들이 실천할 수 있는 것도 아니다. 생현미까지 도전하고 싶은 사람은 잘 없을 것이라고 생각한다. 하지만 그 안에 들어있는 위대한 기적을 알고 나면 생현미를 왜 먹는지까지는 이해하리라고 생각한다.

효소가 가득 담긴 과일과 쌈채소, 통곡물을 유기농으로 먹는 장수마을 사람들이 왜 건강하면서 오래 사는지는 직접 해보면 알 수 있다. 로푸드(Raw Food) 생식은 효소가 그대로 살아있기 때문에 건강에 도움이 된다는 것을 산내마을 사람들은 익히 알고 있는 것이다. 생식은 화식에 비해 5배 이상 건강을 증진시킨다는 보고도 나와있다.

톨스토이는 말했다. "신은 인간에게 먹을 것을 보냈고, 악마는 요리사를 보냈다." 요리사는 바로 화식을 뜻하는 것이 아닐까 생각한다. 불의 최고 역할은 음식을 익히는 것이다. 불을 사용하게 되니 당연히 원재료가 변형되어 새로운 음식으로 재탄생한다. 화식인 인스턴트식품, 가공식품은 색상뿐만 아니라 맛도 천차만별이고 달콤하다. 육류와 채소도 익혀서 먹는 화식에 익숙해진 사람들은 삼시 세끼 다양한 음식들을 조리해서 많은 음식물을 섭취한다.

그로 인해 신진대사에 빨간 불이 켜진다. 원인 모를 피곤함이 계속되고, 살이 찌며, 속도 불편해진다. 체내의 노폐물에 의해 원활한 순환이 되지 않아서 각종 알레르기와 통증 그리고 원인 모를 혹들이 나타나기도 한다. 모두가 불에 조리한 식습관 때문에 발생하고 있는 일이다. 이처럼 화식의 위험성은 차츰 더 심각해지고 있다.

하지만 화식이라고 꼭 단점만 있는 것은 아니다. 균형 있게 섭취해야 한다는 말도 맞다. 하지만 우리는 음식을 조리하는 과정에서 시간까지 소모하며 질병을 얻는다. 원인을 모르는 질병이라고 말을 하지만 결국은 원인은 화식이라고 할 수 있다. 이 질병은 현대의학으로도 치료하지 못하고 계속 증상에 대한 대응만 하고 있는 실정이다. 반면 생식 그 자체는 자연 그 상태 그대로 영양소를 오롯이 섭취할 수 있다. 가공을 하거나 깎아내지도 맛을 가미하지 않는 말 그대로 자연 그대로다. 어떤 음식이든 완벽한 맛은 없다. 우리가 지향하는 것은 음식의 맛보다 어떤 방법으로 먹느냐에 달렸다.

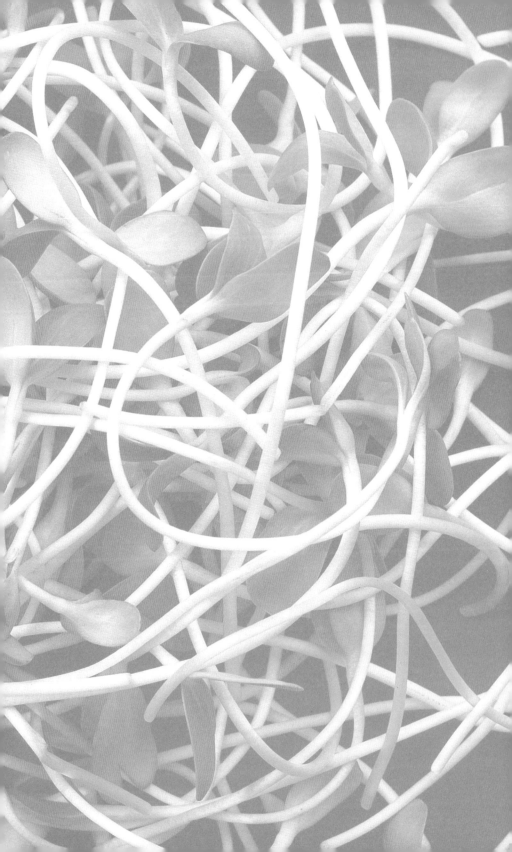

- 2장 -

나는 남들과 다르게
먹기로 했다

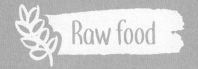
Raw food

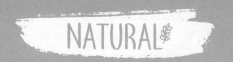

NATURAL

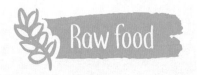

Raw food

왜 하필 생채식인가?

사실 생채식 시작하기 전에는 생채식이라는 단어가 생소했다. 몸이 아픈 환우들과 다이어트 프로그램의 식단에 포함되는 생식가루 정도 아는 게 다였다. 요즘은 생식의 효능이 보편화되면서 생식을 하는 사람들도 많이 늘었다. 사실 자신이 직접 와 닿지 않으면 상관하지 않을 단어다. 그런 내가 왜 하필 조리과정 없이 날것으로 먹는 생채식을 선택했을까. 기존에 좋아하던 익숙해진 음식 맛들은 왜 뒤로 밀려났을까?

나이 오십을 넘어서고 보니 자연스레 건강에 더 집착하게 되었다. 그리고 치료사의 입장에서 본 대상자들의 삶이 안타까웠다. 나는 저렇게까지 나를 힘들게 하지 말아야지, 오죽했으면 저 정도였을까.

이미 균형이 깨져버려 의학의 힘으로 살아가는 현실에 암담해졌다. 그렇다고 내가 다 해결해줄 수도 없는 노릇이었다. 그분들의 눈에서는 어떻게라도 낫게 해줄 수 없냐는 간절함이 들어있었다. 나는 그저 통증을 가라앉히고 그 상황에 공감해줄 수밖에 없었다. 이미 질병으로 수술까지 하고 온 상태이기 때문이다. 그렇다고 자식들이 알아주는 것도 아니었다. 나이 들어 질병과 서러움만 남은 꼴이다.

누구에게 의지해서는 내 건강을 지킬 수 없다. 그래서 나는 남은 반평생의 인생 목표를 '내 건강은 내가 지킨다'로 삼았다. 그러면서 여러 가지 건강에 대한 지식들에 더 관심을 가지게 되었다. 내가 건강해져야 치료받는 사람들에게도 좋은 영향을 끼칠 수 있을 것 같고 내 가족도 챙길 수 있기 때문이다. 그리고 내 주위에 고통을 겪는 사람들에게도 도움을 주고 싶은 간절한 마음이다. 그 심정으로 더 건강에 관심을 가지게 되었다.

나는 몸에 좋다는 흑염소, 녹용 등 보신 제품은 한 번도 먹어보지 않았다. 기력이 떨어질 때도 냄새부터 비위에 맞지 않은 것 같아 선호하지 않았다. 그저 소식과 규칙적인 운동만 했다. 그러던 중 생식으로 건강한 사람을 더 건강하게 만드는 것을 알게 되었다. 생활습관병과 암도 나을 수 있다는 내용도 있었다. 그런 이야기를 뒤늦게라도 알게 되니 생식에 관심을 안 가질 수가 없었다. 직접 체험한 사람이 아름다워지고 건강해지는 모습도 지켜보게 되면서 실천하게 되었다.

생채식은 생으로 된 현미, 과일, 견과류, 잎채소로 구성된 식단이다. 모두가 생것으로 먹어야 한다. 그래야 기적적인 효능이 나타난다. 가열하지 않는 자연 그대로의 식사를 하다 보니 생각지도 못했던 결과도 함께 따라왔다.

식사 준비과정도 설거지도 모두 간편하게 해결이 되었다. 주방세제도 전혀 쓰이지 않았다. 시간적인 효율성이 엄청났다. 나에게는 정말 안성맞춤이었다. 처음에 시작할 때는 아침 하루 한 끼로 시작했다. 포만감 또한 굳이 밥을 안 먹어도 생채식 한 끼로 충분했다. 제일 중요한 효능은 먹고 난 후 내 장 속의 편안함이었다. 기존에 먹던 아침 식사를 내려놓고 조리하지 않은 생것을 먹고 나니 장의 컨디션이 완전히 달랐다. 그 편안함을 더 누리기 위해 하루 두 끼로 연장을 했다. 거의 2년 가까이 생채식을 해오며 효능을 체감하는 중이다.

내가 직접 겪은 생채식의 효능

1. 변비가 해결되었다.
2. 마음이 안정이 되고 긍정적인 성향으로 변해갔다.
3. 피부 트러블이 없어졌다.
4. 맘껏 먹어도 살이 찌지 않는 체질로 바뀌었다.
5. 몸에 좋지 않은 음식들이 당기지 않는다.

생채식의 장점은 많지만, 단점도 있다. 겨울이면 손이 노랗게 변했다. 처음에는 나도 몰랐던 것이라 내 손을 보고 놀라기도 했다. 겨울의 대표과일 귤과 감을 많이 먹어 카로틴성분이 피부로 드러나는 것이라고 한다. 다른 사람과 비교할 때 눈에 띌 만큼 노랗게 변해있었다. 귤을 껍질 채 많이 먹어서 그렇다. 하지만 문제될 것은 없다. 봄이 되면 다시 제자리로 돌아오기 때문이다. 그러니 전혀 걱정하지 않아도 된다.

어떨 때는 주중 5일간 하루 세끼 완전 생채식을 하기도 했었다. 대부분 과일로 배를 채웠다. 나의 의지와 시험해보는 날이었다. 나는 어느새 과일에 흠뻑 빠져 그 순간을 즐기고 있었다. 몸도 따라서 두 배의 기쁨으로 돌아왔다. 날아갈 듯 가벼운 기분이 계속 이어졌다. 배변도 아주 활발해져서 먹고 비우기가 한층 수월해졌다. 마음먹지 않으면 안 되는 완전 생채식이었지만 그때는 잘 해낼 수 있었다. 몸 상태를 최고로 끌어올리기 위해서는 삼시 세끼 완전 생채식이 최고다. 하지만 사회생활의 유혹에 쉽지만은 않다.

하루 두 끼 생채식은 나와의 약속이다. 그나마 지킬 수 있는 시간대는 아침, 점심이 적당했다. 아니면 전혀 지켜질 것 같지 않았다. 그 약속때문에 굳이 직장에서까지 남다르게 살아가고 있는 이유다. 내 몸을 위해서는 공동체생활도 포기해야만 했다. 내가 건강하고 컨디션이 좋아야 모든 일이 순조롭게 흘러간다. 가정에서든, 내 주위 사람들에게 긍정적인 에너지를 함께 나눌 수 있다면 그것이 최선이라고 생각한다.

퇴근 후 지쳐있는 나를 위해서 한 번씩 일반식이 생각난다. 특히 날씨가 추운 겨울에는 생채식을 하기가 쉽지 않다. 그럴 때는 따뜻한 음식이 절로 생각났다. 그래서 저녁 한 끼라도 일반식을 먹을 수 있는 자유를 나에게 주었다. 스트레스를 받지 않고 생채식을 오래 할 수 있는 비결이다. 무엇이든 먹고 싶은 걸 골라가며 마음대로 먹었다. 그렇다고 살이 다시 찌거나 몸이 많이 불편한 것은 없었다. 소화도 잘 시켰다. 일반식을 하고 싶을 때 자유롭게 하니 음식에 대한 스트레스는 전혀 없었다. 하루 한 끼는 일반식을 자유롭게 즐기기 때문에 사회활동에 제약이 가는 일도 생기지 않았다. 하지만 차츰 화식이 내 몸을 불편하게 한다는 것을 알았다. 먹고난 후 생채식 했을 때와는 다르게 몸이 가볍지 않음을 금방 알아차릴 수 있었다.

예전에는 잘 먹는 것은 색다른 걸 먹어야 잘 먹었다고 했다. 어디론가 떠나서 색다른 것을 먹으면 그 집 음식 맛있더라 추천도 많이 했었다. 음식 맛이 탁월해서라기보다 갑갑했던 장소에서 벗어난 자유로움의 맛이라고 하면 맞겠다. 그 자유스러움에 식당에서 차려주는 음식이 안 맛있으면 더 이상한 것이다.

음식도 맛이 있어야 하지만 마음도 행복해야 음식도 훌륭한 만찬이 된다. 마음이 행복해지면 우리의 몸은 부드러워진다. 체내에 장기들도 함께 모든 것을 받아들일 만큼 부드럽고 경쾌해진다. 그때 먹는 음식들이 기억에 남고 맛도 있고 신체적, 정서적인 건강에 도움이 된다.

그러니 무엇이든 즐겁게 하자. 먹는 것도, 숨쉬는 것도, 공부하는 것도, 일하는 것도.

얼마 전부터 나는 갖고 싶은 것이 하나 생겼다. 김치냉장고가 아니라 생채식 냉장고다. 생채식 재료만 출입할 수 있는 과일 향기가 나는 냉장고를 갖고 싶다. 한쪽에는 가족 각자가 선호하는 과일을 종류별로 채워놓고 또 다른 한쪽에는 쌈채소를 가득히 채우고 싶다. 또 한 켠의 냉동공간에는 유기농 견과류로 서랍을 채우고 싶다. 과일과 채소는 보관을 잘해야 하는 생물이라 신선도를 위해서는 전용 냉장고가 필요하다.

그렇게 싱싱하게 보관한 것을 언제 어디서든 꺼내 먹을 수 있게 만들고 싶다. 겨울의 냉기가 싫을 때는 과일을 하루 전 실온에 꺼내어 놓는 것도 하나의 방법이다. 추운 날 너무 차가운 것은 꺼려질 수도 있기 때문이다.

늦었다면 늦었지만 나는 내 삶의 인생 식단을 생채식으로 정했다. 살면서 음식에 이렇게 집중했던 적은 없었던 것 같다. 생명이 깃든 음식에 감사할 따름이다. 이제 초보를 뗀 생채식 마니아지만 내 평생의 식단을 찾았다고 해도 과언이 아니다. 앞으로 더 많은 나의 경험과 사례들을 발굴하면서 질병에서 벗어날 수 있는 길을 찾을 것이다. 인생식단을 함께하실 분들은 언제든 환영이다.

현대의학의 치료는 이제 나에게 먹히지 않는다. 나뿐만 아니라 생채식으로 건강을 유지하는 다른 사람들도 마찬가지일 것이라고 생각한다. 이제 운동과 식습관 개선으로 관리를 하면서 호전하는 사람들을 보고 싶다. 나로 인해 좋은 영향력을 받은 사람들에게 희망의 전도사가 되고 싶다.

생채식으로 나를 리셋하는 시간

생채식을 단순히 다이어트 목적으로 진행했디면 중간에 그만뒀을 것이다. 하루가 다르고 또 하루가 다른 날들이 이어졌다. 생채식은 사람의 감정까지 움직이는 마력이 있었다. 나를 변화시킨다는 것은 획기적이다. 내가 변화되면 다른 사람도 충분히 변화될 수 있을 것이란 희망이 생겼다. 생채식은 그냥 가벼운 식단이 아니었다. 사람을 치유하는 묘한 기운이 있었다.

나는 젊었을 때부터 음주를 가끔 즐겼다. 술을 마시고 늦게 들어오는 날도 한 번씩 있었다. 친구들이 좋아서 그 분위기에 함께 어울렸다. 하루도 빠지지 않고 사람들에게 이끌리는 삶을 살아온 것 같다. 그런 생활이 반복되다 보니 내 생활에 질서가 안 잡히고 내 몸도 축이 많이 났다. 내 마음도 흔들리는 갈대처럼 갈피를 못 잡았다는 생각이 든다.

하루는 밤에 위에 통증이 왔다. 속이 따갑기도 하고 도저히 잠을 잘 수가 없었다. 속쓰림 현상이 크게 나타났다. 야식의 자극적인 음식에다, 알코올에다가 약한 몸이 이겨내지 못했던 것이다. 바닥에 뒹굴 만큼 속이 쓰리고 아팠다. 집에 있던 짜 먹는 위장약을 먹어봐도 소용이 없었다. 위장에 좋다는 꿀까지 먹고도 멈추지 않았다. 빨리 아침이 오기만을 기다렸다.

다음날 병원에 가서 위내시경을 하니 위염이 맞았다. 한 달 이상 약을 처방해주면서 먹으라고 한다. 식사도 제때 챙겨 먹지 않고 빈속에 알코올을 넣었으니 탈이 나고만 것이다. 아무 생각 없이 내 몸을 그냥 혹사시키고 있었다. 그때 당시는 젊음은 건강과 똑같다고 믿고 나는 젊으니까 아프지 않을 것이라는 단순한 생각만 했다.

결혼을 해서도 갈수록 생활은 신경 쓸 일도 많고 아이들도 성장하면서 스트레스도 많이 받기 시작했다. 예민한 내 성향 때문에 위염은 더 심해졌고 나중에는 급기야 위궤양까지 가게 되었다. 그때의 통증이 잊혀지지 않아 이제는 정말 달라져야 한다는 알 수 없는 오기가 생겼다.

먼저 먹는 것부터 소식을 지향하고 자극적인 음식들을 피했다.

기존에 했던 사회생활들은 차츰 횟수를 줄이고 내 몸을 먼저 생각하게 되었다. 매일 아침 일찍 일어나 위장에 좋다는 꿀을 먼저 챙겨 먹는 것으로 하루를 시작했다. 공원에 아침 운동도 나갔다. 불규칙한 식사 대신 아침밥은 꼭 챙겨 먹었다. 위통은 거의 사라졌지만 음식물을 먹고난 후에는 항상 불편함이 남아 있는 것은 어쩔 수 없었다. 대신 가방에 항상 소화제를 상비약으로 가지고 다녔다.

오랜 습관으로 이미 만성위염으로 정착을 한 것이다. 남들처럼 위에 좋다는 규칙적인 식습관, 스트레스 없는 편안한 마음 등 신체적, 정신적으로 안정을 찾길 바랬다.

건강정보에 깊은 관심을 가지고 되고 나 스스로의 건강도 지켜야 한다는 철칙도 가슴에 새기기 시작했다. 무엇을 하든 건강을 위한 방향으로 시선을 돌렸다. 그랬더니 이제야 내 몸이 소중하다는 것을 느끼고 '건강은 건강할 때 지켜야 한다'라는 신념도 뼛속 깊이 새겼다.

토마스 플러(Thomas Fuller)는 이렇게 말했다. "병이 걸리기 전까지는 건강이 얼마나 중요한지 모른다." 나 역시 불편한 증상이 계속 나타나고 나서야 건강의 중요성을 깨달았다. 이제는 생활 자체가 건강한 삶을 추구하기 위해 관심을 가지고 공부하고 노력하고 있다. 그러던 중에 생채식을 만나게 되었고 지금까지 살면서 제일 잘한 선택이라는 믿음도 가지게 되었다. 그동안 고생한 나에게 신이 내린 선물이었다.

꼬박꼬박 챙겨 먹던 일반적인 아침밥 대신 나는 자연 그대로의 로푸드 과일과 좋은 재료의 잎채소로 식사를 한다. 그동안 화식에 길들여진 입맛이라 처음에는 먹을 때 참 많은 고민을 했다. 이것만 먹고 영양실조 걸리면 어떻게 하지? 영양 불균형으로 다른 문제는 안 생기겠지? 생채식에 대한 믿음이 아직 굳혀지지 않은 상태에서 시작했기 때문에 당연히 걱정이 앞섰다. 특히 가정에서 용납이 안 되는 것이라고 반대가 컸다. 그러면서 1년이 훌쩍 넘었다. 영양은 평균을 유지하고 있고 이상이 생긴 게 아니라 더 가볍고 맑은 몸이 만들어졌다. 매일 먹으면서도 새로움을 주는 식단이 되었다.

나는 다른 사람에 비해 체중이 들락날락하지 않는다. 몸이 무겁다 싶으면 음식량을 줄이고 운동량을 많이 했다. 그렇다고 더 내려가지도 않았다. 마음 같아서는 체중이 조금 더 줄면 더 옷맵시도 나도 좋을 텐데라는 욕심이 생겼다. 하지만 의욕이 약해서인지 이하로 내려가지는 않았다. 그래도 평균 체중을 유지하려고 항상 자기 관리를 해왔다.

살이 찔까 봐 밥을 많이 먹지 않았고 살찌는 음식은 되도록 피하면서 더 찌지 않게 매일 운동도 병행했다. 많이 먹었다 싶으면 2~3일 정상 체중으로 돌리기 위해 애를 썼다. 이렇게 언제나 자신을 관리하는 것을 게을리하지 않았다.

그러던 중 생채식 식단은 나에게 큰 변화를 가져왔다. 내가 해본 다이어트 중 최고였던 것이다. 건강도 챙기고 그간의 로망인 다이어트도 되니 원 플러스원이었다. 식이섬유가 체내에 들어가면서 바로 소화가 되니 속이 너무 편안했다. 위에 부담감이 전혀 나타나지 않았다. 과일을 많이 먹어도 탈이 나지 않고 오히려 변비가 해결되었다. 그러면서 자연히 체중이 빠졌다. 그동안 운동을 하고 소식을 해도 빠지지 않던 체중이 조금씩 내려가기 시작했다. 저녁에는 일반식을 먹는데도 크게 차이나지 않았다. 더는 빠지지도 않고 더는 찌지도 않은 일상생활하기 딱 좋은 체중이 되었다. 옷맵시도 예전보다 훨씬 잘 나는 것 같다. 전에 없던 에너지도 생기면서 쉽게 피로하지 않은 새로운 사람이 되는 것 같아 보람을 느끼고 있다.

생채식만 하는 것이 아니라 요가도 함께 병행했다. 자연은 자연을 끌어당겼다. 자연 속에서 숨 쉬고 먹고 자연 속에 움직이는 삶이 좋았다. 요가를 통해 내 몸 구석구석 뭉쳐있던 통증도 찾아내면서 이완될 때 느껴지는 통증도 즐겼다. 그 통증의 원인도 생각해보니 항상 원인은 나에게 있었다. 남 탓만 하던 생활에서 벗어나 이제 나를 한 번씩 돌아보며 반성을 한다. 모든 것이 한꺼번에 바뀔 수 없다는 것을 안다. 이제는 나를 알아차리는 단계이기 때문에 서둘지 않고 천천히 가고자 한다.

　나는 책을 집필하는 동안 직장 이외 생활은 거의 하지 않았다. 시간이 소중하고 절실히 필요했기 때문이다. 약속도 되도록 잡지 않았고 외식도 하지 않았다. 그대신 생채식의 횟수를 늘려 하루 세 끼를 다 완전 생채식을 하는 날이 많아졌다. 그런 날은 집중이 더 잘되고 머리가 맑았다. 오래 앉아있어도 허리 아픈 것 빼고는 컨디션이 좋았다.

　매일 요가로 허리 아픈 곳을 자극시켜주고 스트레칭도 꾸준히 해주면서 내 일을 순조롭게 진행했다. 늦게 자고 일찍 일어나도 전혀 피곤함을 느낄 수가 없었다. 첫 책을 낼 때보다 훨씬 수월하게 한 것도 같다. 하지만 여전히 집필의 과정은 고되고 고독하고 힘들게 진행이 되었다. 그래도 내 저서가 세상에 나와 한사람이라도 자연의 에너지를 받아 고통에서 벗어나길 바라는 마음에서 이 글을 쓰고 있다.

　지금 나는 생채식을 알아가고 실천하고 공부하면서 나를 먼저 리셋하고 있는 중이다. 평생할 수도 있을 것 같은 자신감도 생겼다. 나뿐만 아니라 이미 남편과 딸도 자신들을 생채식으로 리셋 중이다. 이제는 사람들에게 내가 하고 있는 자연식을 알릴 때가 되었다. 왜냐하면 직접 경험하면서 치유하고 치유되는 과정을 보고있기 때문이다. 이렇듯 풍요로운 삶의 기준이 되는 생채식에 새로운 삶을 기대하고 있다. 아주 소박하지만 결코 만만하게 볼 수 없는 자연의 음식으로 인생의 참맛을 느끼는 날을 기대해본다.

소박한 식사라고 우습게 보지 마라

　습관은 바꾸려고 하면 큰 난관이다. 그대로 가져가면 어렵지 않지만 그 습관을 벗어나 좀 더 나은 생활로 바꾸려면 어렵다. 특히 식습관을 한순간에 변화시킨다는 것은 큰 각오 아니면 쉽지 않다. 타지에 나가서 김치와 된장찌개가 그리워지는 것처럼 오래된 식습관은 자신의 몸속에 뿌리박혀 빼내기란 쉽지 않다. 그런 내가 작은 각오를 했다. 남들이 보면 사소하고 장난같지만 나에게는 큰 의미가 되었다.

　남편은 걱정이 태산이었다. 고작 그런 푸성귀나 먹고 간식처럼 먹던 과일로 한 끼를 때우냐며 당장 그만하고 밥 먹으라고 소리를 질렀다.

몇 날 몇일동안 쓴소리를 들어야 했다. 내가 처음에 생각한 그대로다. 맞다. 받아들이기 힘들 것이다. 나 역시도 내가 이상한 행동을 하고 있다는 생각도 많이 했다. 50년간 지켜온 식습관을 버리고 갑자기 익히지 않는 생것을 먹는다고 유난을 떠니 반대하는 것은 당연하다. 나 역시 설마 하면서 시작한 것이기 때문에 충분히 이해가 되었다. 사실 모든 것을 믿고 시작한 것은 아니다. 생식으로 좋아지는 걸 보고 나도 좋아지지 않을까 하는 기대로 시작을 한 것이다.

하루에 필요한 영양소가 골고루 들어가 있는 음식을 먹고 하루를 잘살아가고 있다면 더 할 말이 없다. 하지만 대부분 탄수화물중독이고 아니면 고단백질, 고지방으로 된 음식으로 차려진 식탁이다. 그에 따르는 질병은 무시한 지 오래다. 너무 많은 음식과 고칼로리로 요리한 음식이 우리 현대인의 입맛을 흠뻑 적시고 있다. 잘 차려진 밥상을 받으면 대접받는다는 느낌이 드는 건 어쩔 수 없는 현실이다.

코로나19 이전 시댁에서는 명절 때마다 가족들이 많이 모여 함께 즐거운 시간을 보냈다. 말 그대로 상다리가 부러질 정도로 많은 음식을 차려서 나눠먹는 명절이었다. 소식을 했던 나는 음식이 너무 과한 것은 아닌지 생각하며 음식을 차려냈다. 나한테는 너무 안 먹는다며 한마디씩 한다. '나는 내 양껏 먹었는데 더 이상 어떻게 먹나요?' 먹는 것을 강요하면 마음도 불편하고 속도 불편했다.

한국식 밥상은 지나칠 만큼 가짓수가 많은 것 같다. 먹을 것만 몇 개 준비해서 먹으면 되는데 너무 많이 차려놓는다. 그렇다고 특별하게 좋은 것도 아닌 고칼로리, 탄수화물, 고지방으로 만든 음식들뿐인데 말이다.

헬렌 니어링(Helen Nearing)은 이렇게 말했다.
"음식은 몸의 원료다."
"소화하기 쉬운 적당량의 음식을 몸에 공급해야 한다."
"철철 넘치게 공급하면 엔진이 제대로 작동하지 않을 것이다."

많은 음식을 보고 좋아하기만 해서는 안 될 일이다. 먹는 그만큼 몸속에서 간이 해독하지 못해 많은 활성산소가 만들어진다. 그로 인해 나른해지고 피곤하기까지 한다. 점점 질병은 그렇게 스멀스멀 찾아오는 것이다.

많이 차려내면 그만큼 사람의 식욕이 뇌를 마비시키면서 과식을 하게 된다. 그로 인해 체내에서는 소화시키기 위해 많은 일을 해야 한다. 내 육체도 너무나 힘이 든다. 먹는 즐거움은 잠시 곧 소화불량으로 힘들어할 것이 뻔하다. 그런 상황을 왜 우리는 매년 반복을 해야 하는지 모르겠다.

설마 했던 나의 식단은 두려움에서 점점 믿음과 확신으로 다가왔다. 단지 과일과 채소, 현미로 간소한 자연식 밥상을 차렸을 뿐인데 전에 느끼지 못했던 편안함이 지속되었다. 심각했던 비염도 완화되면서 면역력이 길러졌다. 그리고 소화불량으로 고생하던 증상이 서서히 가라앉았다. 물만 마셔도 살이 찌는 느낌이 있었는데 그 염려도 이제 하지 않는다. 하지만 아직도 남편은 반신반의하며 나를 걱정했다.

생채식의 삶을 살면서 나는 엄청난 것을 먹고 있다는 자부심이 생겼다. 먹는 대로 소화는 소화대로 잘되고 먹는 족족 비우기도 잘되는 신비한 식단이다. 달랑 과일 몇 개, 채소 몇 장, 건과류, 현미로 차려진 간소한 식단이지만 이 식단은 내 몸을 천천히 조심스럽게 치유하고 있었다. 저녁 한 끼를 일반식으로 하는 날에도 어딘가 모르게 어색할 만큼 생채식이 몸속을 정화시켜주는 느낌이었다.

하루는 지인이 형광등 스위치를 눌러도 불이 안 온다며 도움을 요청했다. 남편과 함께 그집을 방문했다. 집에는 처음 가보았는데 이상야릇했다. 찻집 같기도 하고 스님이 거주하시는 방 같기도 했다. 수리를 다하고 차를 한잔 대접한다고 앉으라고 했다. 베란다를 바라보니 넓은 소쿠리에 꽃을 말려놓은 게 많이 보였다. 노란 국화, 붉은 맨드라미, 곶감 온갖 것들이 즐비했다. 자세히 보니 그냥 흐트러놓은 것도 아니고 질서 정연하게 일렬로 나란히 펼쳐놓으셨다. 자연을 고스란히 옮겨다 놓으셨다. 삭막한 세상에 신기한 광경이었다. 그 꽃잎으로 따뜻하게 차를 끓여주셨다. 소담스러운 잔에 담긴 붉은 맨드라미 차가 참 고왔다. 길거리에 핀 맨드라미를 그냥 지나치지 않고 손수 덖어서 말린 정성이 고스란히 담겨 있었다. 몇 번을 우려내서 먹고 다시 국화차도 내놓으셨다.

자연의 아름다움을 차라는 음식으로 만들어내신 그분의 정성에 잔잔한 감동이 일었다. 소박함이 위대함으로 태어났다. 차는 덖지는 못하지만 꽃피는 봄이 오면 먹을 수 있는 진달래, 매화, 복숭아꽃을 따서 생채식 식탁에 동참시키고 싶은 마음이 들었다. 봄이 오면 지천지에 나의 식단 재료가 넘쳐날 것 같다. 봄이 오려는지 우리집 베란다에는 천리향의 향이 은은히 퍼지고 있다. 눈으로, 코로, 나는 맛을 보고 있는 중이다.

생식의 삶을 살아가니 나 역시도 자연의 소소한 것들에 감사함이 밀려왔다. 자연의 아름다운 색감에 감동하고 자연이 주는 위대함에 고개가 절로 숙여졌다. 자연의 음식에 가치를 담으니 어느새 귀한 고급음식을 탄생시킨 기적을 보고 있는 중이다.

요한 볼프강 폰 괴테(Johann Wolfgang von Goethe)는 이렇게 말했다. "자연과 가까울수록 병은 멀어지고 자연과 멀수록 병은 가까워진다."

　나는 시간이 흘러가면서 먹는 것이 얼마나 소중한지를 깨닫기 시작했다. 그동안 의무적으로 때우는 식사를 했다는 생각이 든다. 이제는 평생 내 몸을 생각한 가치 있는 식사를 하고 싶다. 나이 오십 세부터는 밥심이라고 말했던가? 하지만 나이 오십 세가 넘은 나는 자연에서 얻은 살아있는 생식의 힘으로 살아가고 싶다. 사람은 자연에서 와서 자연으로 돌아간다. 자연으로 순조롭게 돌아가기 위해서는 자연과 함께 가야 한다. 억지로 끌려가는 삶은 불편함만 남아 자신을 괴롭힌다. 우리의 몸을 책임지는 것은 신선한 자연식에 있다. 그것이 바로 소박하지만 위대한 생채식이다.

나는 내 몸의 독소를 빼기로 했다

　요리할 때 쓰레기가 생기듯 우리 몸은 음식을 먹고 소화하고 호흡하는 과정에서 많은 양의 독소와 노폐물이 만들어진다. 하지만 자체적으로 독소를 없애주는 기능을 넘어서 버리면 여러 가지 질환이 생겨버린다. 현대인들의 식습관이 너무 많은 음식과 자극적인 음식들을 섭취하다 보니 우리 장기들은 쉴새 없이 움직이게 되었다. 해독할 기능도 떨어졌다.

　내 딸은 피부가 너무 희다. 여자들이 부러워하는 피부다. 하지만 피부질환이 자주 나타난다. 얼굴에 여드름뿐만 아니라 손가락에 습진까지 나타난다. 몸에도 잔잔하게 피부질환이 있다가 없다가를 반복했다. 병원을 다녀와서 연고를 발라도 그때 잠시뿐이었다. 근본적인 원인을 찾는 수밖에 없었다.

딸은 아빠의 식성을 똑같이 닮아서 밀가루 음식, 특히 짬뽕, 칼국수, 파스타, 라면, 수제비, 우동할 것 없이 면으로 만든 음식을 너무너무 좋아했다. 작은 체구에 한 그릇을 천천히 다 먹었다. 자주 먹어도 질리지 않는다고 한다. 우리나라 사람들도 대체로 면 요리에 열광하고 요리재료도 밀가루가 빠지면 이상할 정도다. 자신의 취향이겠거니 하고 한 번씩 먹는 것에 자제를 심하게 하진 않았다. 나 역시밀가루에 대한 강한 부정까지는 생각하고 있지 않았기에 색다른 음식을 먹고싶어 하면 다른 가정처럼 한 번씩 면 요리를 만들어줬다.

하지만 유독 딸만큼은 면 요리를 먹고 나면 다음 날 뽀루지가 생겨 있었다. 예사로 봤는데 한날은 얼굴 전체가 울긋불긋했다. 병원에서 주는 연고로는 원인치료가 되지 않았다. 책을 찾아서 공부를해보니 원인은 식습관에 문제가 있다고 했다.

원인은 정제된 밀가루로 만든 요리에 있었다. 그것으로 인해 신진대사가 원활하지 않고 몸 안에 들어와 노폐물이 쌓여 독소가 얼굴로나타난 것이었다.

자궁내막증의 원인이 될 수 있다는 생각에 그 이후 거의 밀가루음식 자체를 멀리했다. 일주일 지나니 정말 얼굴에 붉은 기가 가라앉기 시작했다. 한 달이 지나니 손가락에 습진도 마른 껍질이 일어나면서 가라앉기 시작했다. 좋아하는 음식을 갑자기 못 먹어 스트레스가 쌓일 텐데도 잘 참아내는 걸 보니 기특했다. 그 이후 지금까지도 조심하면서 밀가루 음식은 최대한 멀리하고 있다. 대신 딸의 원룸 냉장고에는 독소가 빠지는 과일들이 가득 들어있다. 다른 반찬이 필요 없을 정도로 과일과 채소가 가득 차니 뭘 먹을지 걱정이 되지 않는다고 한다. 딸도 생채식의 효능을 느끼고 경험하면서 자신도 확신이 서고 맛도 있어서 즐겁다고 한다.

이상이 나타나는 모든 몸에는 원인이 똬리를 틀고 존재하고 있다. 괜히 여드름이 나고 혹이 생기고 습진이 생기지 않는다. 보통 사람들은 가벼운 증상이라고 괜찮아지겠지 하며 그대로 방치를 해버린다. 내 몸의 자정능력을 너무 믿는 것이다. 이제는 겉으로 드러난 증상들을 주의 깊게 살펴서 원인을 찾아내도록 해야 한다. 그래야 불편함에서 벗어날 수 있다. 내가 무엇을 먹고 있는지, 요즘 나에게 어떤 변화가 갑자기 일어났는지 주의를 기울이고 관심을 가지다 보면 스스로 내 몸의 건강에 무슨 신호등이 켜졌는지 알아차릴 수 있을 것이다.

해독은 빠르면 빠를수록 좋다고 했다. 그만큼 늦게 되면 독소량이 많기 때문에 없애는 데는 많은 시간과 노력이 필요하다. 중간에 포기할 수도 있다는 이야기다. 다이어트가 쉽게 무너지는 이유도 여기에 있다.

예전의 나는 과자와 초콜릿을 너무 좋아했다. 과자 한 봉지는 눈

깜짝할 사이에 먹어치웠다. 맥주와 함께 먹는 과자는 왜 그렇게 달고 맛이 있는지 과자의 유혹을 뿌리칠 수 없었다. 밥은 제대로 챙겨 먹지 않아도 초콜릿은 가방에 넣고 다니면서 먹었다. 카카오 몇 %가 들어가서 맛이 진하고 몸에 좋다는 초콜릿을 10통이나 선물을 받아 놓고 먹었던 기억이 난다. 그만큼 단순당을 입에 달고 다녔다. 밥은 잘 먹지 않는데 왜 살이 안 빠지는지 생각해보니 원인은 단 간식에 있었다. 항상 조금씩 단것을 입에 물고 있어야 했다. 습관으로 굳어질 만큼 심각성이 컸다.

살이 안 빠진다는 말은 독소가 몸에 그대로 있다는 것이다. 과자와 초콜릿을 매일 먹다 보니 독소가 없어지지 않고 내 몸에 공생하고 있었던 것이다. 하지만 쉽게 간식을 끊을 수가 없었다. 항상 개운하지 않고 오후가 되면 피곤함이 밀려오는 것을 당연하게 여기기 시작했다. 그러면서 기분도 나아지지 않고 짜증도 많이 났다. 피부도 맑지 않아 화장도 잘 받지 않는 날이 많아졌다. 그때는 더욱 과자와 초콜릿이 더 당기는 것이었다. 그만 먹어야지 생각했는데 쉽게 끊을 수가 없었다. 그렇게 계속 악순환만 반복했다.

나름대로 건강관리를 한다고 소식을 하고 운동을 했지만 중간중간 먹는 사소한 식습관에 독소가 쌓일 것이라고는 생각하지 못했다. 그때 그 당시에는 제때 식사도 잘 챙겨 먹지 않고 단 과자와 빵만 먹는 횟수가 많아졌다. 배부르지 않으니 계속 입에 넣었다. 밀가루 음식에다 트랜스 지방이 가득한 식품으로 내 몸은 악순환을 반복하고 있었던 것이다. 그렇게 몇 년을 더 불규칙한 끼니로 살아왔다. 항상 밥을 먹고 나면 트림이 나오고 소화가 안 되어서 소화제를 통으로 가져다두고 먹고는 했다.

이런 식습관은 정말 나쁜 식습관이었다. 내가 먹는 것들과 불규칙한 횟수가 장을 괴롭혔다. 멈출 줄 모르는 소화 작용이라는 노동에 더 많은 독소가 만들어졌다. 일상적인 신체활동이나 운동에도 오후가 되면 항상 축 처졌다. 사람들을 상대하다 보면 기가 빠져서 그렇다는 사람, 밥을 적게 먹어서 힘이 없다고 말을 하는 사람들 모두 각자 의견을 이야기하면서 잘 먹으라고 말을 했다. 이 모든 것은 나의 잘못된 식습관으로 인해 생긴 부작용이었다. 독소가 나에게 이렇게 말한다.

"나는 질병을 만들어내는 힘센 독소라고 해. 너가 먹는 자극적인 음식은 내가 살아갈 수 있게 하는 먹이가 되고 있어. 너의 잘못된 식습관이 나를 행복하게 해주는구나. 난 더 열심히 독소를 만들어낼게."

그래서 소화불량에 변비도 왔고 비염도 나아지지 않았던 것이다. 내 몸에 독소는 나의 장속에 항상 나랑 같이 존재하고 있었다. 아파

본 사람은 안다. 내 고통을 누가 대신해줄 수 없다는 것을. 이제는 내가 무엇을 먹어야 하고 현재의 삶을 어떻게 살아야 하는지, 생활 습관병으로 내 몸을 더 이상 괴롭게 하지 않아야 한다는 것을 깨달 았다.

나는 자연식을 조리하지 않고 생으로 먹게 되면서 독소가 싫어하는 환경을 만들기 시작했다. 쉬운 결정은 절대 아니다. 그동안 먹던 음식을 끊어야 하는 것은 심적인 갈등도 생길 수 있기 때문이다. 하지만 이제 내 몸의 독소를 몰아내기 위해서는 현명하게 먹어야 하는 필요성을 느낀다. 이왕 먹는 거 한두 끼라도 가공되지 않은 자연식으로 섭취를 하고 자극적인 일반식도 자주 먹지 않아야겠다는 생각이 먼저 앞선다.

인간은 밥만으로는 살 수 없다. 자연이 준 과일, 현미, 잎채소 등 생채식에 시간을 할애해야 한다. 하루라도 빨리 내 몸에서 독소를 사라지게 해서 쾌적한 인체를 만드는 것이 먼저다. 그리고 여성질환에도 관여하면서 독소를 빼주고 있다. 생채식을 알게 된 후 이제는 잘못된 식습관으로 더 이상 독소가 쌓이는 문제를 일으키는 바보는 되지 말아야 한다는 것을 깨달았다.

우리 인체는 독소와 노폐물이 쌓이면서 노화가 더 빨리 일어나고 있다. 이 독소로 몸은 점점 더 불편해지고 통증이 이어지는 원인이다. 지금부터라도 내 몸에서 오는 신호를 잘 듣고 독소를 제거할 수 있는 현미, 채소, 과일로 식습관을 바꿔보자.

뭐든 잘 먹는 게 좋은 게 아니다

공자님이 과유불급(過猶不及)이라고 말씀하셨다. "과한 것은 부족한 것보다 못하다." 과한 것은 오히려 독이 될 수 있다. 복잡한 삶에서 균형을 잃어버려 질병에 걸리고 삶은 더 힘들어짐에 조금 부족하더라도 욕심을 조금씩 내려놓자는 말이다. 먹는 것 또한 과하게 되면 영양실조 걸리는 것보다 더 큰 질병이 찾아올 수 있다는 결론이다. 진수성찬? 이젠 예전의 말이다. 상다리가 부러지도록 차려내서 많이 먹지 않아도 사람들은 건강하게 가볍게 살 수 있다.

요즘 대세는 간소한 삶이다. 비우기, 내려놓기 등 마음에 쌓인 스트레스, 몸에 가득한 노폐물 등 모두 비우고 내려놓기를 해야 행복한 삶을 추구할 수 있다고 부르짖는다.

법정스님이 쓰신 《무소유》라는 책에 무소유는 사람은 아무것도 가지지 않아도 된다는 말뜻으로 여겼다. 스님다운 말씀이라고 생각했다. 하지만 무소유는 그 뜻이 아니었다. 욕심으로 물건이나 사람의 주인이 되지 말고 내 마음의 주인이 되라는 말씀이셨다. '수처작주 입처개진(隨處作主 立處皆眞)'과 일맥상통한다.

사람들은 물건, 음식, 사람 관계 등 모두 가질 수도 먹을 수도 없지만 그런 것에 탐욕을 부린다. 인간이기 때문에 어떻게 할 수 없는 욕구다. 하지만 내 마음의 주인이 되면 그런 탐욕도 간소하게 만들수 있는 힘이 생길 수 있다. 그로 인해 자유로운 삶으로 인생을 간소하게 살 수 있을 것이다.

남편은 나와 다르게 식성이 너무 좋다. 친정엄마는 사위가 아무거나 잘 먹어서 좋다고 항상 말씀하신다. 감기 걸려도, 몸이 아파도 입맛은 좋다고 할 정도로 식성이 남다르다. 번데기 빼고 못 먹는게 없다. 무엇이든 가리지 않고 맛있게 먹는다. 자제가 안 될 정도다. 음식이 많이 차려지는 날에는 포만감이 넘칠 때까지 젓가락을 놓지 않는다. 자제를 시켜도 소용이 없다.

과식하니 당연히 탈이 나서 소화제와 사혈침으로 해결하는 어리석은 행위를 반복했다. 여러 음식들이 몸 속에 들어가면 간은 해독을 하기 위해 정말 많은 일을 해야 한다. 보이지 않는 곳에서 간은 쉴새 없이 일하고 있다. 내 몸속은 이미 지친 지 오래인데 또 다른 음식이 들어오면 점점 문제가 발생한다. 활성산소가 기준치를 넘어서는 날에는 이미 빨간불이 켜진 비상사태다.

남편은 중년이 되어가면서 여러 질병들이 조금씩 나타나기 시작했다. 서랍 안에 약봉투가 조금씩 쌓여갔다. 바람만 스쳐도 극심한 통증이 있다는 통풍이 와서 매번 발이 부었다 가라 앉았다를 반복했다. 원인 없는 질병은 없다는 게 딱 맞는 표현 같다. 약으로 모든 것을 해결하려는 어리석은 행동까지 보였다. 뭐든 잘 먹는 것은 예쁨받을 게 아니라 자제를 시켜야하는 것이다. 나이가 들수록 소화력은 더 약해지는데 기존에 먹던 습관대로 먹어버리면 소화불량이 오고 몸속에는 독소가 쌓이게 되는 것은 당연지사다. 간헐적 단식처럼 장 속을 비운 다음에 다시 채워도 늦지 않는데 말이다.

생활습관병은 관리가 중요하다는 것을 알면서도 습관이기 때문에 어려운 것이다. 배는 이미 불러와 찢어질 듯하다고 하며 옆으로 비스듬히 앉는다. 손은 이미 젓가락을 든 채 음식을 집어 계속 입으로 가져가고 있다. 습관이 되어버리니 뇌가 멈추라는 것을 망각해 버린 것이다.

나이가 들어 잘 걷지 못하고 힘이 없는 것은 먹지 못해 영양분이 부족해서가 아니다. 항상 못 먹어서 그렇다고 잘 먹어야 한다며 영양제든 육류든 먹게 되면 그 당시는 힘이 나지만 며칠 지나면 더 피곤해진다. 더 먹어야 하는 것이 답이 아니라는 것이다. 그것은 일상생활에 운동량이 부족해서다. 평소에 몸을 움직여 주는 것은 활력을 생기게 한다. 무조건 밖으로 나와 조금씩이라도 움직이라고 말을 해야 한다. 그리고 식이섬유가 가득한 과일을 먹어야 한다. 신진대사가 활발해지고 나이 들어 불편한 변비 증상도 함께 완화된다. 많이 먹어서 밀려 내려오는 것보다 충분한 식이섬유가 일하게 해서 변비를 해소시켜야 한다. 육류와 영양제는 답이 틀렸다.

나도 어릴 때 잘 먹었다. 지금도 가끔 생각난다. 그때 엄마가 직접 구워 몇 개씩 나눠줬던 김이랑 빨간 소시지와 밥을 많이 먹었을 때, 직접 만든 간식으로 가리는 것 없이 맛있게 먹었던 기억이 난다. 이제는 추억의 맛이 되었다는 생각에 미소 짓게 된다.

졸업하고 사회에 나가니 자연히 입맛이 달라지기 시작했다. 성인이 되니 몸 관리에도 신경이 쓰였다. 살이 찔까 봐 아무거나 막 먹을 수도 없었다. 그동안 잘 먹었던 음식들이 조금씩 바뀌기 시작하고 편식을 하기 시작했다. 그 이후 나는 내가 선호하는 음식만 먹었다. 말 그대로 편식주의자로 변해갔다.

어른이 되어도 애들 입맛처럼 단 음식을 주로 찾았다. 밥 대신 과자로 끼니를 때우기도 하고 튀긴음식, 육류 중심으로 편중된 식사를 했다. 정작 다이어트하는 음식은 하나도 먹지 않았다. 그 당시는 젊음만 믿고 건강이라는 것의 의미도 생각해 본적이 없다. 그저 내 입맛에 즐거운 것만 먹고 남들 먹는 것 조금씩 따라 먹었다. 소식만 하면 된다고 생각했다. 하지만 위염 증세가 나를 힘들게 했다.

출산 후 점점 입맛은 바뀌었다. 그러면서 좋아하는 음식도 바뀌기 시작했다. 환경이 달라지니 먹는 것도 달라졌다. 내 몸이 원하는 건지 모르지만 자주 먹던 햄버거, 피자는 멀리하게 되고 육류의 양도 줄어들었다. 안 먹던 과일을 하나씩 먹기 시작하면서 점점 식습관이 달라졌다. 하지만 여전히 아무거나 맛있게 즐기지는 못했다. 소식을 하다 보니 위가 줄어들어서 조금만 더 먹어도 소화불량이 되었다. 뷔페에 가면 돈이 너무 아까웠다. 여러 가지 음식을 많이 먹지 못하니 안 가는 게 답이었다.

뷔페 음식은 정말 먹음직스럽다. 너무 맛나게 차려놔서 무엇을 먼저 먹을까 고민하게 된다. 조명까지 음식에 빛을 더한다. 사람들의 식욕을 자극할만 하다. 집에서 못 먹던 스테이크, 갈비, 초밥 등 현란하게 차려낸 음식들만 봐도 배가 불렀다. 골고루 한 접시하고 나면 배가 부르기 시작한다. 배는 부르지만 여러 가지 음식에 식탐이 생긴다. 그래서 한 바퀴 더 돌면서 안 먹었던 것을 골고루 담아온다. 이미 배는 부른데 머리에서는 더 먹으라며 나를 부추긴다.

문제는 이제부터다. 음식 먹는 양이 넘쳤기 때문에 당연히 소화불량에 걸린다. 알면서도 먹는 미련한 욕심쟁이가 바로 나였다. 그래서 뷔페를 좋아하지 않았다.

그러나 생채식을 한 이후 결혼식 뷔페를 가게 되었는데 의외로 생채식 재료들이 많이 있었다. 기존에 먹던 육류, 케이크, 초밥 대신 각종 과일과 푸른 채소에 견과류를 뿌려서 먹었더니 정말 맛있었다. 소화가 잘되니 잘 먹었다는 소리가 절로 나왔다. 뷔페에서도 생채식을 할 수 있다는 게 기뻤다. 여러 가지 음식을 먹지 않아도 만족한 식사였다. 뷔페는 음식의 질이 떨어진다는 소문에 이제 나는 개의치 않는다.

골고루 여러 가지를 먹는 게 중요한 것이 아니라 한두 가지라도 내 몸에 맞고 영양 가치가 있는 것이 훨씬 효율적이고 생산적이다. 영양은 없고 칼로리만 가득한 음식을 많이 먹을 필요는 없다. 굳이 살찔 환경을 만들 필요는 없지 않는가.

나는 생채식을 하면서 의도적인 편식가가 되었다. 편식이 가득한 간소한 식단으로 혈액을 깨끗이 만들고 있고, 독소를 없애는 중이다.

나는 남들과 다르게 먹기로 했다

생채식 처음 할 때가 생각난다. 나는 아침형 인간이라 일찍 일어나 운동을 다녀온 후 아침 식사를 준비한다. 생채식도 준비해야 하고 가족 아침도 준비해야 되고 일이 하나 늘었다. 남편에게는 말을 하지 않은 채 나는 아침밥상에서 첫 생채식에 도전했다. 힐끔힐끔 쳐다보는 남편의 시선이 못마땅하다는 표정이었다. 먹으면서 마음이 편하지 않았다. 잔소리가 나올까 봐 조바심을 가졌던 것 같다. 드디어 입을 열었다. "밥을 먹어야지! 그게 뭐냐?"

눈칫밥을 먹는 것 같았다. 다음 날은 나 혼자 과일을 먹고 난 후 남편에게는 일찍 일어나 먼저 먹었다고 거짓말을 했다. 그만큼 나 역시도 어색하기도 하고 이해시키기도 쉽지 않았다. 하지만 먹는 것은 개도 뭐라고 하지 않는다는데 잔소리를 들으면 불편했다.

나는 가족이어도 내가 하는 일에 간섭하는 게 제일 싫었다. 알아서 잘 판단해서 건강에 좋은 것 같으니 시작한 것인데 간섭을 해버리면 아무것도 하고 싶은 생각이 들지 않았다. 오히려 반감이 일어난다. 잘하고 있다고 칭찬을 해주면 서로 좋을 텐데 왜 사람들은 하나에서 열까지 간섭을 하는지 모르겠다.

그 이후 남편에게 아침은 건강을 위해 이렇게 생채식을 하겠다고 선을 그었다. 남들이 모르는 고충들을 다 겪으며 이제는 남편도 동참하게 되는 기적이 일어났다. 자연스럽게 생채식을 함께하는 부부가 되었다. 남들과 다르게 먹는다는 것은 쉽지 않은 선택이었다.

어느 때보다 먹거리가 풍족하고 영양이 듬뿍 담긴 음식을 먹을 수 있는 시대가 도래했다. 없어서 못 먹는 일은 희귀하고 너무 많이 먹어서 탈이 나는 증상들이 빈번해지는 현대사회다. 이런 세상에 달랑 과일과 채소, 생현미를 먹는다고 하면 다들 이상한 사람으로 먼저 치부해버린다. 사람들의 사고방식에는 아무 생각 없이 무작정 다수를 따라 하는 레밍 효과(Lemming Effect)가 있다. 기존의 사고방식을 유연하게 버리지 못해 앞만 보고 쫓는 꼴이 된다. 당연히 그 틀에서 벗어난 나는 이상한 사람이 되는 것은 당연하다.

나는 요즘 과일 귀신이 되었다. 예전에는 생각지도 못했던 일이다. 사과 하나도 겨우 먹을 정도로 즐겨 찾지 않았는데 이제는 시장과 마트에 가도 눈길이 가는 곳은 과일 코너다. 오늘은 어떤 과일이 싱싱한 게 나왔을까 기웃거리게 된다. 사람들은 과일을 많이 먹어서 식비가 많이 나갈 것이라고 말한다. 하지만 제철 과일을 먹다 보면 절대 비싸지 않다는 것을 알 수 있다. 과일에는 수분이 90%가 들어있어 일부러 물을 마시지 않아도 괜찮다. 천연수분을 그대로 섭취하기 때문이다. 그래도 적당량의 물을 마셔주는 것도 괜찮다. 사람들은 간식처럼 먹는 과일이 내게는 하루 두 끼 식사가 되었다.

생채식을 접한 이후로는 서서히 내 몸이 가벼워지고 무거운 증상이 사라져갔다. 문제는 열심히 조리한 화식에 있었던 것 같다. 많은 시간을 들여서 만든 화려한 음식 속에 숨은 독소로 내 몸은 항상 개운하지 않았던 것이다.

식사 후 식곤증이 나타나고 몸이 무거운 증상이 있으면 그만큼 몸속에 독소가 많다는 것이다. 이렇게 독소가 많아진 것은 공복 상태를 유지하지 않고 계속 음식물을 채워 넣었기 때문이다. 채우고 또 채워서 간이 쉴 틈이 없었기 때문이다. 그러니 피곤할 수밖에 없고 졸리는 것이다.

나는 점심도 화식에서 생식으로 바꾸었다. 종일 몸을 움직이는 나는 자연의 에너지가 필요했고 그 에너지를 음식으로 찾아야 했다. 불편한 화식보다 간단한 생채식이 나에게는 에너지를 주었다. 단체생활에서 잠시 빠져나와 나홀로 식단을 차리면서 내 몸에 활력을 가지기 시작했다. 겨울이면 한 번씩 따뜻한 식사가 그리웠지만, 아침과 점심을 생채식으로 하기로 결심했기 때문에 일반식의 유혹을 물리쳤다. 간식도 밀가루로 만든 빵, 과자 대신 생현미를 씹어 먹었다. 질병에 걸려서 어쩔 수 없는 것도 아니면서 왜 그렇게까지 하냐고 다들 물어본다. 하지만 쾌적한 몸상태를 위해서 나는 생채식을 못할 이유도 안 할 이유도 없었다.

독단주의적인 면이 있지만 나는 남의 인생이 아닌 나의 인생을 살아가고 있다. 내 건강은 내가 찾아야 했다. 남들이 뭐라고 말을 하던 내 건강을 위해서는 내가 선택한 것을 책임져야 한다. 같은 사람이라고 먹는 것을 남들과 같은 걸 먹을 수 없다. 성향이 다르듯이 식성이 다르고 체질도 다르다. 남에게 잘 맞는다고 나에게 맞지 않을 수 있는 것이다. 그렇다고 나에게 잘 맞는다고 상대방에게 강요할 필요도 전혀 없다.

나는 하루 두 끼 생채식을 하면서 비염까지 사라질 줄은 정말 몰랐다. 고질병이라고 알고 있었고 평생 가져가야 하는 질병인 줄 알았다. 하지만 나는 자연으로 비염을 치유하고 있다. 식단을 바꾼 뒤로 생긴 최고의 변화다. 기존 식생활을 고수했으면 절대 일어나지 않았을 기적이었다. 그리고 딸의 여성 질환도 호르몬제 없이 자연으로 치유 효과를 보고 있다. 그러나 만성질환인 통풍 치유는 아직 진행 중이다.

딱 50세가 되던 해에 신기하게 눈 건강에 신호가 왔다. 평소 눈 건강을 자신하던 사람이었다. 그런데 갑자기 사물이 흐릿하게 보이고 눈이 침침해졌다. 눈 건강을 소홀한 점도 없지는 않았다. 매일 편리한 전자기기를 보는 생활이 반복되었기 때문이다. 책을 보는 데도 불편함을 느끼면서 삶의 질이 떨어지기 시작했다. 루테인 영양제를 하루 이틀 먹으니 좋아졌다가 계속 먹으니 증상은 다시 원점으로 돌아갔다. 하지만 요즘에는 뻑뻑하고 뿌연 증상이 많이 완화되었다. 노안이 소리 없이 찾아온 것처럼 그 증상도 소리 없이 없어졌다.

눈 건강에도 남들과 다르게 먹는 생채식이 답이었다. 생채식 외에 특별하게 무엇을 먹은 것도 없었고 인공누액도 넣지 않았다. 항산화 성분이 많이 들어있는 채소나 과일의 꾸준한 섭취가 효과를 발휘한 것 같다.

달리 생각하면 질병은 내가 지금까지 해왔던 생활습관을 되돌아보는 계기가 되었다. 건강에 초점을 맞추니 당연히 내 몸을 소중하게 여길 수밖에 없다. 노안은 어차피 사람으로 태어나 나이가 들어가는 자연스러운 현상이라고 받아들이면 마음이 편해진다. 부정하고 나는 왜 이럴까 고민하면 심적 건강에 좋지 않다.

　나는 남들과 다르게 먹기로 했으니 그 목표에만 집중할 것이다. 많은 유혹과 선택이 널려있지만 나는 내가 선택하고 결정한 것을 내 삶에 일부분으로 삼는 것이 목표다. 내가 하는 식습관이 건강에 도움을 준다면 나는 그것을 제대로 알고 배우며 적용하고 알리는 메신저의 삶을 살려고 한다.

　세상에는 많은 사람들이 각기 제 역할을 충실히 하며 살아간다. 그중에 특출한 사람들을 눈여겨볼 필요가 있다. 그 사람들에게는 나름대로 소신과 철학이 있다. 위법한 행동은 하지 않는다. 단지 사람들의 평범한 생활에서 벗어난 특별함이 보일 뿐이다. 세상은 정말 바쁘게 돌아간다. 그 속에서 바쁘게 살 필요도 없고 그렇게 살아가서도 안 된다.

　잠시 뒤로 물러나 호흡을 가다듬고 내 가슴이 시키는 일을 하고 내 몸을 위한 먹을거리도 챙길줄 알아야 한다. 이제부터라도 오로지 내 건강에 초점을 맞춰라. 내 건강은 내가 지키는 것이다. 나는 쏟아지는 정보보다 내 몸을 믿고 실천한다.

　의학이 발달해서 내 건강이 좋아지는 것이 아니라 내가 먹는 게 달라져야 내 건강도 바뀐다.

잘못된 식습관으로 내 몸을 망치기는 싫다

맛있는 음식을 원하는 것은 인간의 본능이다. 먹는 즐거움은 이느 것과도 바꿀 수 없을 만큼 유혹적이다. 인생을 살면서 먹는 맛이 없으면 무슨 재미로 사냐는 말도 있을 만큼 우리 삶에 미치는 영향이 크다. 하지만 무턱대고 입에 맞는 음식만 찾을 수는 없다. 먹는 음식과 건강은 밀접한 관련이 있기 때문이다. 음식은 질병이 오기 전에도 조심해야 하지만 건강을 잃고 난 후에는 더더욱 중요하다. 그만큼 식습관은 인체에 많은 영향을 미친다.

나는 습관적으로 아침 일찍 하루를 시작한다. 하지만 전날 모임으로 인해 무리하게 시간을 보내는 날은 일찍 깨기는 하지만 알 수 없는 찌뿌둥한 컨디션으로 상쾌한 아침이 사라져 버린다. 온종일 컨디션의 흐린 날은 계속된다. 예전에는 그것을 알면서도 일주일 내내 강행군을 했던 적도 있었다. 젊음을 무기로 사흘이 멀다고 먹고 마시고를 반복했다. 그러면 위염 증상이 더 심하게 나타났다. 그때 당시는 약이 최선이었다. 아프면 잠시 우선하는 약을 먹으면 괜찮아졌다. 치료제가 아니라 통증만 완화시킬 뿐이었다. 근본적인 원인도 알려고도 하지 않고 악순환을 거듭했다.

요즘 젊은이들을 보면 과거의 내가 생각난다. 그럴 때가 좋았지 라며 예전만큼 생활에 적응하지 못하는 나의 건강을 되돌아보게 된다. 그때 그 당시 나에게 생활습관이 건강에 미치는 영향에 대해 말해주는 사람이 있었다면 어땠을까 생각해본다. 아마 듣는 둥 마는 둥 했을 것이다. 내가 아이들에게 이렇고 저렇고 일장 연설을 늘어놓으며 몸 관리하라고 한다. 하지만 아이들은 자신의 이야기가 아니라고 하면서 젊음의 건강을 확신한다.

"걱정마세요. 엄마. 내가 알아서 할게요." 이 말은 곧 '잔소리로 들리니 그만하세요'라는 말이다. 내 설명은 아이들 귀에서 반사가 되어 돌아왔다. 나도 그랬으니 더 이상 할 말은 없다.

아침에 일어나면 싱크대에 자주 냄비와 밥그릇, 수저가 물에 담겨 있다. 분명 설거지를 했는데 자고 나면 어질러져 있었다. 범인은 아들이다. 저녁에 밥을 먹고 허기져서 먹었다고 한다. 하지만 하루 이틀이 아니었다. 못 먹게 하려고 라면은 사다놓지 않았다. 그러면 바로 밑 편의점에 가서 라면에 콜라까지 사 와서 먹는다. 딸은 말을 잘 듣는데 아들은 듣질 않아서 매번 잔소리가 많아진다. 아들은 아빠를 닮아 체형이 비슷하다. 특히 볼록 나온 배가 아빠와 똑같다. 입에 맞는 고기가 있으면 밥 세 그릇은 금방이다. 그렇게 먹고 나면 식욕이 오르는지 치킨도 없어서 못 먹는다고 할 만큼 과식과 동물성 식품을 즐겼다. 그렇게 먹고도 야식을 먹는 습관은 잘 고쳐지지 않고 있다.

"엄마, 내 머리 좀 봐 주세요. 너무 가려워요. 뭐가 난 것 같아."

아들은 두피를 긁으며 너무 가렵다고 봐 달라고 했다. 머리를 보니 각질이 묻혀있는 게 보였다.

"세상에, 이게 뭐야?" 아들의 두피에는 긁어서 생긴 상처에 진물도 생겼다. 습진처럼 벌겋게 달아올라 있었다. 각질까지 많아서 두피가 엉망이었다. 두피 곳곳에 각질과 피부염이 퍼져 있었다. 그동안 말도 하지 않고 얼마나 가려웠을까 하는 마음에 기분이 좋지 않았다. 지루성 두피염이라는 처방을 받은 후 약을 발랐다. 하지만 검색을 해보니 그 약은 독한 스테로이드제라 자주 바르면 좋지 않다고 했다. 바로 바르는 약은 중단하고 지루성 두피염에 좋다는 샴푸를 사용했다. 다행히 많이 좋아진 것 같다.

지루성 두피염 또한 식습관과 관계가 깊었다. 라면 같은 가공식품, 과다육류섭취를 하면 몸에 지방이 생겨 피지가 많이 생길 수 있는 환경이 만들어진다고 한다. 육류, 가공식품에 대한 무서운 반응도 모르고 즐겨 먹는 내 아이에게 충격적인 일이다. 그것이 몸에 들어가서 독소가 쌓이고 열이 많은 부위로 올라가 피부염을 발생시켰던 것이다.

자극적인 것을 자주 먹거나 심리적 스트레스, 잘못된 자세도 지루성 두피염을 더 악화시킨 원인이라고 한다. 결론은 스스로 그 병을 만들었다는 것이다. 식습관, 생활습관으로 인해 자신의 몸을 혹사시키고 있다는 것을 깨달아야 하는데 아직도 개선하려는 노력을 하고 있지 않아서 걱정이다.

언제 또 재발할지 모른다. 재발을 방지하기 위해서는 두피에 열이 나는 자극적인 음식과 가공식품, 인스턴트식품, 육류 등을 자제해야 한다. 그리고 숨이 찰 만큼 몸도 움직이고 운동을 해야 독소도 빠지고 피부염도 점차 사그러들 것이다. "알아서 할게요"라는 대답은 결국 자신의 건강만 망쳤을 뿐이다.

하지만 보통 젊은이들에게 식습관을 변화하라는 것은 사실 무리다. 젊으니까 당연히 건강한 것이고 그만큼 건강을 중요하게 생각하지 않는 것을 안다. 특히 일하기 바쁜 세대가 되면 몸을 챙기는 것은 사치라고 생각한다. 하물며 내 아들이라고 예외는 아닐 것이다.

그에 반해 자기관리에 철저한 젊은이들도 많다. "60세가 넘어서 몸이 무거운 것도 싫고, 춤출 때도 진짜 잘 춘다는 소리를 듣고 싶다"라고 말하는 가수 박진영 씨는 몸과 식습관의 중요성을 알게 되면서 최적의 식단을 오랫동안 실천하고 있었다. 그분의 원대한 꿈은 유기농 구내식당을 만드는 것이라고 한다. 전 직원과 소속사 모든 연예인의 입에 들어가는 모든 음식을 다 유기농으로 먹이는 것이 꿈이라고 했다. 주변 연예인들이 주로 먹는 것은 거의 다 간편식으로 끼니를 해결하고 있는 모습에 충격을 받았다고 한다. 그 이후 돈을 많이 벌어서 꼭 주변인들에게 좋은 음식을 제공할 것이라고 약속한다고 했다. 기자가 자기관리를 꾸준하게 철저하게 하는 이유를 물었더니 "좋아하는 일을 오랫동안 잘하기 위해서다"라고 대답했다.

최고의 위치에 올라갔어도 변함없이 자기관리를 하는 이유가 있었던 것이다. 내가 좋아하는 일을 하면서 자기관리를 하는 것은 기쁜 일이다.

노자는 "나를 천하만큼 사랑하는 사람한테 천하를 맡긴다", "천하만큼 사랑하는 사람한테 천하를 줄 수 있다"라고 말했다.

주체성을 가지고 살아간다는 것은 쉽지 않은 일이다. 생활습관부터 먹는 것까지 자기만의 방식으로 고수한다는 것은 고독하고 외로운 길이기도 하다.

하지만 자신의 잘못된 습관에서 오는 고통을 깨닫고 의존하는 수동적인 삶에서 내려온다는 것은 미래를 볼 때 아주 현명한 선택이라고 말하고 싶다. 자기 자신을 사랑하지 않으면 결코 자기관리도 할 수 없다는 것이다. 잘못된 습관으로 나 자신을 망친다는 것은 인생의 가치를 상실한다는 것을 명심하라.

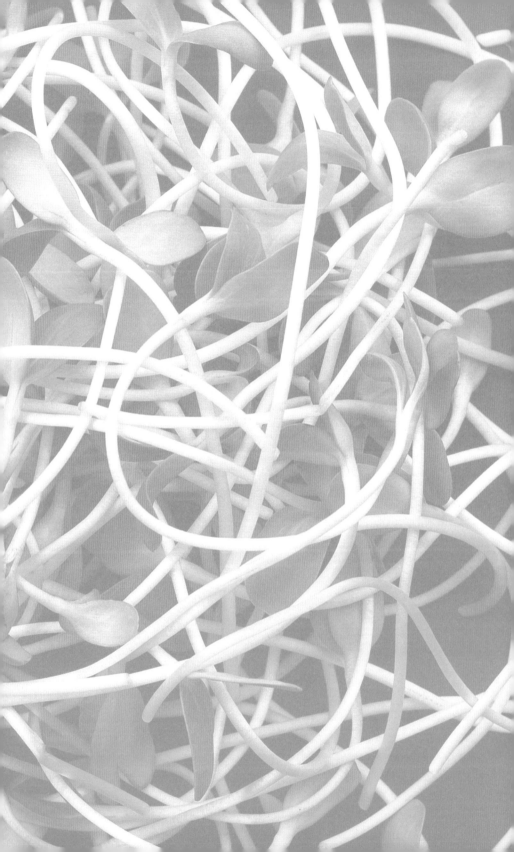

- 3장 -

모든 치유는
디톡스에서 시작된다

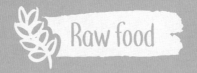

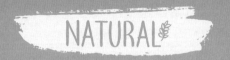

NATURAL

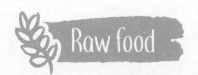

Raw food

내 몸이 보내오는 신호를 알아차려라

　내 몸은 분명 나에게 신호를 보낸다. 빨간불이 들어오면 멈춰야 하고, 초록불이 들어오면 계속 그 방향으로 가도 좋다. 그런데 빨간 불이 분명 들어왔는데 멈추지 않고 가버리면 위험 속에 뛰어드는 것이다. 그때는 이미 늦은 후다. '소 잃고 외양간 고친다'고 허술한 외양간이 부서지기 전에 견고하게 만들어놔야 소를 잃지 않는다.

　내 몸도 마찬가지다. 통증이 나타나고 몸이 붓거나 예전과 다른 느낌이라면 이미 증상은 진행되고 있는 것이다. 그 메시지는 쉼이 필요하다는 무언의 신호다. 으슬으슬 춥고 한기가 들면서 내 몸은 확실한 신호를 보낸다. 그것을 방치하고 강행군을 하면 당연히 그

다음날은 감기몸살을 앓게 된다. 그 신호에 귀를 기울여 목 뒷덜미에 따뜻한 물로 온몸을 데운다. 그러면 한기도 사라지고 다음 날 가뿐해진다. 사전에 몸이 신호를 보낼 때는 약을 달라고 하소연하는 것이 아니다. 나름대로 최선을 다해 자신에게 관심을 돌리라는 자기만의 표현법이다.

보통 우리는 내 몸이 표현하면 대수롭지 않게 여긴다. 그럴 여유가 없다며 다음으로 미룬다. 단순히 아픈 곳을 안 아프게 약을 쓸 뿐이다. 정확한 원인은 시간이 없다는 이유로 다음으로 미룬다. 그러나 인체는 문제가 있으면 통증을 일으킨다. 생명에는 통증이 있기 때문에 문제를 발견할 수 있는 것이다.

현대 의학은 놀라운 발전을 하면서 질병이 발병하기 전 예방으로 정기점진을 의무화하고 있다. 조기진단으로 질병이 나타나기 전에 조치를 취하는 것이다. 질병으로 판명이 났으면 그동안 내 몸은 수 없는 신호를 보냈을 것이다. 그 신호를 무시한 것은 바로 자기 자신이다. 그런데 대체 어떤 신호를 어떻게 보내는 것일까?

뇌혈관질환의 하나인 뇌졸중은 소리 없는 저승사자라고 했다. 소리 소문도 없이 갑자기 쓰러지는 경우다. 정말 소리 없이 그 증상이 왔을까?

분명 내 몸은 나에게 신호를 보냈다. 그런데 왜 나는 대수롭지 않게 흘려보냈는지 본인 이외에는 아무도 알 수 없다. 설마 하는 순간에 일은 터지고야 만다. 우리는 돌이킬 수 없는 과거를 회상하며 후회한다. 후회한 후에 내 몸은 이미 상처가 그어진 뒤다. 후회로 또 다른 후회를 낳는 바보 같은 인생은 반복되지 말아야 하는데 말이다.

K씨는 3년 전 치료실에 재활을 오신 분이다. 어머니와 딸이 나란히 들어오셨다. 어머니는 허리가 안 좋으신지 걸음걸이가 많이 불편해보였다. 그런데 같이 온 딸이 엄마의 손에 끌려오는 듯했다. 그 어머니는 들어서자마자 울먹이며 나를 보고 말씀하셨다.

"내 딸 좀 살려주세요!" 딱 그 한마디에 나는 정신이 번쩍 들었다. 딸은 그저 엄마가 말하는 소리만 들을 뿐 아무 말도 꺼내지 않았다. 모녀가 나란히 앉아있는 모습이 약간은 어색하기도 한데 엄마의 간절한 손길은 여전히 딸의 손을 잡고 있었다.

딸의 병명은 뇌졸중이었다. 소리 없이 딸의 머리를 마비시켜버렸다. 서울에서 한의원을 운영하던 중 쓰러져 한 달 동안 식물인간으로 있다가 어느 정도 회복되어 엄마에게 내려온 것이다. 아주 위험한 상태였다고 한다. 딸의 병간호는 오로지 엄마의 몫이었다. 엄마의 이야기를 듣고 있는 딸의 얼굴은 아무런 표정이 없었다. 그동안 많은 일이 있었던 것처럼 먼 곳을 주시하기도 하고 안색은 지쳐보였다.

보통 뇌졸중의 원인은 스트레스라고 많이 이야기한다. 다들 이야기를 들어보면 그때 당시 정신적으로 많이 지쳐있는 상태였다고 한다. 하지만 그것이 주원인은 아니었다. 주원인은 식습관에 있다고 나는 생각한다.

평소에 먹지 않던 음식이 기분이 안 좋을 때는 주로 자극적이고 칼로리가 높은 음식들이 당긴다. 스트레스를 이기려는 몸의 반응이다. 만사가 귀찮아지니 당연히 간단하고 칼로리 높은 외부음식에 의존하게 된다. 그런 것이라도 먹어야 그 열량으로 기운을 얻고 그 순간을 모면할 수 있는 마약같은 에너지에 의존하는 삶을 사는 것이다.

그런 생활이 지속되면서 점점 혈관에는 기름이 함께 섞인 탁한 혈액이 힘겹게 순환하고 있었던 것이다. 의료인의 입장에서 본인의 몸이 지쳐가는 것을 본인이 너무나 잘 알고 있었을 것이다. 하지만 소리 없는 저승사자가 올 것이라고는 생각하지 못한 것이다. 왜냐면 젊었기 때문에 당연히 전혀 생각지 못했다. 자신은 환자보다 더 아픈데 그 고통을 표현하지 못했다. 그저 남을 위해 최선을 다할 뿐이었던 것이다. 하지만 결과는 자신이 감당하기 너무 벅찬 나머지 결국은 터져버린 것이다. 그저 자신이 부린 욕심의 결과라고만 했다. 결국 몸은 거짓말을 하지 않았다.

1년 가까이 재활을 받으면서 몸이 회복하는 속도가 빨랐다. 혼자서 나름대로 믿음을 가지고 피나는 노력을 했다. 이제는 일상생활에 복귀할 만큼 상태가 호전되었다. 지금은 아름다운 경관의 강원도에서 환자들을 케어하며 일을 하고 있다. 삶에 구속되지 않는 여유로운 삶을 즐기고 있다. 아침형 인간이 되어 매일 감사함 속에 하루도 빠짐없이 자기관리를 하고 있다. 자기 자신을 무심하게 절대 그냥 내버려두지 않겠다는 굳은 의지다. 영하 10도 이상의 추운 날씨에도 주말마다 산에 오르며 성취감을 맛보고 있다. 숨이 차고 힘들어도 그저 뚜벅뚜벅 걷기만 한다. 오르막과 내리막 삶의 굴곡을 겪고 나니 주위 경치를 둘러보는 여유도 생긴 것 같다. 강원도의 매서운 겨울 냉기가 그분을 더 강하게 만들고 있었다. 강원도의 매서운 추위는 결국은 그분의 열정을 이기지 못했다. 작년 여름에는 그 먼 곳에서 나를 찾아오는 열정까지 보였다. 가슴이 저리면서 감동이 밀려오는 순간이었다.

나는 생채식을 한 후 매일 요가와 명상으로 내 몸의 신호를 조심스럽게 듣고 있다. 내 몸이 무뎌져 있을 때는 호흡에 맡긴다. 호흡 속에 모든 신호가 말을 한다. 특히 내쉬는 호흡을 할 때 내 몸이 어디가 불편한지를 느낄 수 있다. 그 불편한 곳을 긴 호흡으로 다스리고 있다. 그러면 통증이 완화되면서 시원함을 느낄 수 있다. 무뎌져 있는 신체에 활기를 불어넣는 행위다. 그로 인해 마음에 여유가 찾아온다.

나는 지금까지 내가 이루고 만들어 낸 결과보다 그 과정이 오랫동안 기억에 남는다. 일상 속에 해답이 있었다. 나 역시 살아온 날들이 힘들고 아프고 고되었지만 즐거움과 행복과 보람도 충분히 받고 느꼈다. 지금 내 몸의 건강을 지키기 위해 부단히 노력한 결과라고 생각한다. 정신적, 신체적으로 약해지지 않기 위해 내 몸에 많은 시간을 투자했다. 그러면서 생채식도 알게 되었다.

사람은 여리고 약한 존재다. 한순간에 무너질 수 있는 게 사람이다. 반면 믿음과 강한 의지가 있다면 어떤 단단함보다도 강한 것이 사람이라는 것을 명심하라. 우리는 설마 하는 순간에 돌이키지 못하는 과거를 회상하며 후회한다. 후회한 후에 내 몸은 이미 상처가 마구 그어진 뒤다.

이제는 나 자신에게 자연과 어울릴 수 있는 시간을 주자. '나는 건강하게 살 것이라'라고 꾸준하게 생각 바꾸기를 해보자. 그러면 자연과 어울릴 수 있는 시간이 저절로 생긴다. 사람은 마음먹기 달렸다고 하지 않았는가. 주어진 시간을 내 몸을 한 번 더 돌아볼 수 있는 기회로 활용하자.

생각 바꾸기로 시작해서 건강한 의식 속에 건강한 나를 위한 훈련을 시작하는 거다. 자신의 스타일에 맞게 서둘지 말고 천천히 나아가보자. 그 답을 찾는 과정에서 나는 더 많은 것을 배우고 깨닫게 될 것이다.

나는 영양제 대신 자연식을 먹는다

코로나19 이후 달라진 우리의 삶을 체감한다. 마스크라는 공간에서만 편안히 숨을 내쉴 수 있는 색다른 환경이 어느새 익숙해지려 하고 있다. 어쩌다 보니 이렇게 되었는데 바이러스는 아직도 기세등등이다. 지금 와서 어떻게 해보려 해도 손도 대지 못할 만큼 엄청나게 번져버렸다. 코로나19 음모론까지 나와서 사람들에게 혼란까지 부추기고 있다. 그러나 아등바등해 봐야 이미 코로나19는 온 지구를 덮쳤다. 이런 혼란한 시국에 건강을 지키자며 각종 건강식품들이 쏟아지고 있다.

방역지침이 완화됐을 때 부부모임을 간 적이 있다. 세월이 흐르니 이제 남편들은 중년을 넘어 시니어들이라고 해도 무방할 정도였다. 남자들도 갱년기를 겪는지 까칠해진 모습이다.

그중에 자기 남편을 무척 챙기는 언니가 있었다. 식사를 마치자마자 하얀 접시에 수북하게 남편에게 뭔가를 내밀었다. 비타민제, 유산균, 오메가3, 흑마늘, 홍삼, 기억도 안날만큼 수북하게 한 접시의 영양제였다. 밥은 제때 안 먹어도 꼬박꼬박 챙겨주는 영양제는 마다하지 않고 한꺼번에 입으로 들어간다. 많이 먹어본 솜씨답게 한 번에 꿀꺽한다. 부부의 일상을 순간으로 보는 듯 너무 자연스럽다. 영양제를 챙겨주는 아내나, 아무 말도 없이 받아먹는 남편. 단란한 부부의 모습을 보는 것 같아 흐뭇했다. 그 접시에는 좋다는 영양제는 다 있었다. 우리에게 공진단, 프로폴리스도 나눠주며 같이 먹으라고 했다. 그 언니네 집에 과일은 지천에 널려 있었지만 눈길 한 번도 안 준다. 영양제만 대접을 받는 것 같았다.

그때 당시 왠지 나도 따라해보고 싶은 마음이 들었다. 남편에게 영양제를 챙겨주는 모습이 좋아 보였기 때문이다. 집에 와서 영양제를 찾다 보니, 곳곳에 많은 영양제와 건강보조식품이 있었다. 꼭 있어야 하는 물건이 아닌 듯 아무렇게나 널려있었다. 며칠 동안 남편은 내가 주는 영양제를 꼬박꼬박 먹었다.

남편 역시 건강보조식품, 영양제 등 몸에 이로운 것들을 좋아한다. 챙겨 먹을 나이도 되었다. 조금만 피곤해도 영양제에 의존하다시피 한다. 직접 접시에 담아 영양제를 챙겨주니 그러지 말라면서도 내심 좋아하는 눈치였다.

그러나 정작 나는 몸에 좋다는 영양제를 손도 대지 않는다. 그런 남편에겐 영양제를 무작정 먹인다는 것이 왠지 간에 무리를 줄 것 같았다. 내 상식으로는 아무래도 그 많은 영양제를 한꺼번에 준다는 것이 옳지 않았다. 나는 며칠해보다 멈췄다.

영양제는 왜 먹을까? 물론 건강을 돌보고 질병에 방화벽을 치기 위한 것이다. 바쁜 업무로 내 몸을 스스로 관리하지 못하니 보조제로 영양제를 찾을 수밖에 없다. 피하지 못할 상황에서 술도 마셔야 하고, 과도한 야근도 매일 해야 하니 몸은 천근만근이다. 스트레스는 더 쌓여만 가고 피곤함은 극에 달한다. 이 모든 걸 한순간에 해결해 줄 특효약으로 앞다투어 광고하는 영양제들을 찾는 것이다. 도처에 깔린 영양제로 영양제 천국이 되었다.

좋은 성분으로 최단 시간에 최대의 효과라는 영양제가 많이 출시되었다. 하지만 영양제도 하나의 화학제품이라는 것을 알아야 한다. 넘치고 지나치면 더 건강을 해칠 수 있다. 영양제는 건강하지 못한 사람들이 건강해지기 위한 하나의 수단임이 확실하다. 굳이 먹겠다면 천연성분으로 만든 영양제를 추천한다.

그러나 모든 약과 식품은 과하면 간에 무리를 준다. 아무리 좋은 영양제라도 오랫동안 섭취하면 부작용이 항상 따른다. 또한 체내에 흡수를 못 시키면 이것 또한 아무 소용없는 일이다. 나는 예전부터

약 먹는 걸 선호하지 않았다. 그래도 피곤하고 몸을 이기지 못할 때는 습관적으로 영양제에 눈이 먼저 갔다. 먹고 나면 잠시 눈이 맑아지고 피곤함도 가시는 것 같았다.

나는 어느 순간 자연식을 하는 사람이 되었다. 머릿속에는 새로운 나로 태어나고 싶은 욕구가 있어서 늘 변화를 항상 갈구했다. 나 자신이 남들과 다른 특이한 괴짜 같은 성향이 있다는 것을 인정한다.

육류를 좋아했던 내가 생채식을 한다는 것은 말이 안 되었다. 이렇게 하루아침에 식습관을 전환하는 것은 큰 이변이었다. 고기 음식을 포기해야 한다면 어떻게 살아야 하나 노파심도 들었다. 하지만 각오를 한 만큼 독종이 되기로 결심했다.

나는 영양제와 흰쌀밥 대신 정제되지 않은 현미와 각종 과일을 생으로 먹는 사람이 되었다. 과일을 껍질 채 그대로 먹고 현미도 물에 살짝 씻은 생현미를 먹었다. 이 희귀한 모습을 보던 아들이 말했다.

"윽, 엄마! 껍질까지 먹어요?, 우리 엄마 진짜 이상해."
"한번 먹어볼래?"
가족 모두가 떨떠름한 얼굴로 나를 쳐다보며 아니라며 고개를 저었다. 이상하게 쳐다보는 식구들 모습이 재밌다. 나 역시 처음에 생소한 반응이었고 의아했다. 어떻게 저런 걸 하루도 아니고 몇 달 동안 먹을 수 있냐고 믿기지 않아 했다. 먹다 보니 내 생각보다 내 몸이 먼저 다가가고 있었다. 하루 이틀해보겠다는 생각으로 시작한 것이 2년이 가깝게 나와 함께 하는 최애 식단이 되었다. 그 안에 숨겨진 비밀을 전혀 모른 상태로 그냥 지나쳤으면 어쩔 뻔했는지 모르겠다.

껍질째 먹는 과일과 곡식, 잎채소는 모든 영양소를 다 섭취할 수 있다. 잔여 농약 때문에 걱정이 되고, 질기고 단단해서 싫어하는 사람들이 많다. 하지만 나는 이제 껍질 없이 먹는 게 더 이상할 정도로 통째로 먹는 것이 나의 습관이 되었다.

영양소가 과육에 10% 들어있다면, 껍질에 나머지 90%가 들어있을 만큼 껍질째 먹는 식습관이 최고의 영양을 섭취할 수 있다고 연구결과는 나와 있다. 하지만 사람들은 깨끗하게 깎아낸 모양 좋은 과일과 수없이 깎아낸 흰쌀만 선호하지 껍질까지 먹는 것은 선호하지 않는다.

이렇게 자연에서 나오는 음식을 그대로 먹기 시작하면서 속이 편안하다는 것이 이런 것이구나라는 것을 절실히 느끼고 있다. 그래서 2년 가까이 꾸준히 하고 있는 것이다. 나는 정신적, 신체적으로 나를 바꿀 수 있는 절호의 기회를 잡았다고 생각한다. 사람이 가지고 있는 욕구를 이겨낸다는 것은 보통 일이 아니다. 음식에 대한 감사함을 매일 느끼면서 건강을 추구할 수 있다는 것은 큰 축복이다. 자연의 위대함이 편안함을 준다는 것을 자연식을 하며 느꼈다.

보통 사람들은 생채식으로 영양실조 걸리면 어떡할 것이라며 반문을 한다. 하지만 생채식에는 하루에 필요한 영양소를 충분히 얻을 수 있다. 생현미와 싱싱한 과일, 쌈채소로 한 두 끼를 먹고 나면 전혀 피곤함을 느끼지 못한다. 오히려 그동안 가지지 못했던 위장의 편안함에 절로 인상이 펴진다. 자연식 속에 함유된 각종 영양성분과 에너지는 영양제와 비교할 대상이 아니다. 이제는 특별한 날 먹는 생채식이 아니라 끼니마다 모두 함께할 수 있는 식습관으로 자리 잡혀야 한다고 생각한다. 각종 영양제를 알릴 것이 아니라 질병을 치유하는 자연식을 권하는 캠페인을 널리 알려야 한다.

과일 속에 담겨진 비타민들, 녹색혁명을 일으킨 쌈채소, 생현미의 위력, 고소함 속에 숨어있는 생견과류의 역할, 이 모든 것을 알릴 필요성을 절실히 느낀다. 하루빨리 보편화되어 질병이 없이 편안하고 안락한 삶을 추구하길 바라본다. 영양제와 밥 대신 하루 두 끼를 생으로 먹으면서 내 몸속에서 어떤 변화가 일어났는지는 천천히 전달하겠다.

우리 모두는 소중한 생명이다. 누구는 부자라서 더 좋은 것을 먹어야 하는 것도 아니고, 가난하다고 해서 영양가 없는 음식만 먹으라는 법은 없다. 먹는 것은 평등하다. 내가 뭘 찾아서 먹느냐에 따라 인생의 질이 달라진다. 나는 나의 인생을 위해 영양제 대신 하루두 끼 자연식이라는 최고의 건강처방전을 자연에게 선물받았다.

화식이 몸을 불편하게 만든다

몇 년 전부터 매스컴에서는 요리의 붐이 일어났다. 요리 프로그램이 많아지고 쉐프들이 TV스타가 되는 세상이 되었다. 새로운 트렌드가 일어나면서 식생활에 변혁을 일으키고 있다. 그 쉐프들의 요리는 하나같이 먹음직스러워 보인다. 남자 쉐프들의 요리를 보고 있으니 여자들보다 남자들이 더 요리를 잘하는 것 같다. 요리도 하나의 예술이기에 자기만의 철학을 담아 정성스럽게 선보인다.

남자 쉐프들의 요리 프로그램이 대중화가 되어서인지 이제 가정에서도 곧잘 남자들이 요리하는 모습을 보게 된다. 요리의 대중화는 어머니들의 의식까지 바꾸어 놓았다. 남자들이 부엌에 들어가면 큰일 난다고 했는데 남자들이 부엌을 차지하게 되면서 요리시장에 정말 큰 일이 일어난 것이다.

하루는 쉐프들이 불을 일으키며 스테이크를 굽는 장면을 봤다. 고기를 굽는데 또다시 겉 표면에 갈색을 입혀 불냄새가 나는 말 그 대로 불맛 스테이크를 만들어낸다. 불향기가 은근히 사람의 입맛을 좌우하는 큰 역할을 한다. 그 맛은 높은 열에 의해 나타나는 맛이 다. 불맛 요리에 색깔과 고소함을 더해 준다.

"치이이익~." 기름과 함께 불속에 뛰어든 스테이크. 소리만 들 어도 침이 고인다. 고기 마니아들이 열광하는 이유가 있었다. 그만 큼 화식은 화려하고 풍미가 깊어 사람들의 입맛을 사로잡는다. 화 식은 음식을 더 안전하게 먹을 수 있고 맛이 생식보다 부드럽다. 불 을 사용하니 동물성 식품의 다양한 요리들에 사람들이 매료되었다. 그래서 육류섭취량도 많이 늘었다. 그만큼 인간의 몸은 화식에 완 전히 적응을 했다. 이제는 생식이라고 하면 아픈 환자가 먹는 대용 식으로 대부분 인정해버린다. 그러나 맛있는 화식으로 인해 사람들 의 건강에 빨간불이 켜지고 있다.

나는 생채식을 하면서 무리하지 않게 일반식을 끊지 않았다. 꾸 준하게 생채식을 하기 위한 전략이었다. 생채식를 한다고 하면 돈 이 참 많이 들겠다고 걱정을 한다. 사실 저녁에 한번씩 나가서 외식 하는 것이 더 많은 돈이 들었다.

생채식은 의외로 병원비, 영양제값이 들지 않고 간식비, 수도세,

부식비, 식기세정제 등등 비용을 아낄 수 있어 더 경제적이다. 크게 보면 생채식은 우리 가정에 더 이익이 되었다. 나는 건강을 위해 크게 생각하고 현명하게 인생을 살아가는 것이라고 믿고 있다.

시간이 흘러 생채식의 횟수가 늘수록 일반식의 욕심은 점점 없어지는 것을 느꼈다. 그래도 가족과 함께하는 저녁식사는 자연스럽게 일반식으로 즐겼다. 단 과식하는 일은 없었다. 많이 먹히지도 않을뿐더러 한번씩 나도 모르게 양이 넘친다 싶으면 소화가 되지 않는다는 것을 금방 알아차린다. 어느 날은 비스킷을 입에 하나 넣었다. 입안 가득 텁텁함이 느껴지고 비스킷이 기름덩어리로 느껴졌다. 소고기를 담았던 그릇에 찬물을 부으면 끈적끈적한 것이 그대로 남듯 내 입안에서도 똑같은 현상이 나타났다. 맑은 자연식으로 내 몸이 정화된 상태에 비스킷은 오물 같은 느낌이었다. 예전의 달콤하고 고소한 황홀한 맛이 전혀 아니었다.

한날은 저녁 모임이 있어 치킨전문점에 가게 되었다. 메뉴가 너무 다양해 상대에게 주문하라고 했다. 주문한 음식이 나왔는데 예전에 내가 좋아하던 치즈가 가득 뿌려진 메뉴였다. 치즈는 종류도 너무 다양하다. 치즈는 단백질과 칼슘 등 영양가가 있는 것이라고 참 많이 먹었던 기억이 떠올랐다. 칼슘이 많이 들어있다고 해서 키크는데 도움이 되라고 아이들에게도 매일 먹였다.

그런데 그날은 유독 치즈 냄새가 많이 났다. 먹긴 먹었는데 속이 울렁거렸다. 짜기도 왜 그렇게 짠지 그날 메뉴는 도저히 입에 들어가지 않았다. 집에 와서 계속 속은 좋지 않았다. 그런데 옷이고 머리에서고 온몸에 치즈 냄새가 가득했다. 속도 안 좋은 데다 냄새까지 맡으니 기분이 영 좋지 않았다. 그 이후 치즈는 나와 멀어졌다.

생채식을 하다가 한 끼 일반식을 먹게 되면서 입에 맞지 않는 것들이 참 많아졌다. 국물도 짜고 음식도 짰다. 내 입맛에 맞추니 다른 가족이 못 먹겠다고 하니 애로사항이 많았다. 그렇게 잘 먹던 매운 음식 더 맵게 느껴지고 '단짠단짠'은 이제 불편함이 먼저 생각난다. 이제는 요리할 때 내 입맛이 아니라 다른 사람들의 입맛에 맞추려고 노력한다. 아니면 직접 만들어 먹어도 된다고 했다.

그리고 밀가루가 들어가지 않은 음식이 없을 정도로 온통 밀가루 세상 같다. 간단한 점심 메뉴로 즐겨 찾는 밀가루 음식은 특히 젊은 사람들의 피부질환의 원인이 된다고 한다. 내 딸만 해도 한 달 동안 밀가루 음식을 끊으니 바로 얼굴에 피부질환이 없어졌다. 어느새 우리 집에도 밀가루 소비가 거의 반 이상으로 줄어들었다. 그만큼 밀가루 음식이 몸에 독소를 많이 만들어내는 주범이기 때문이다.

주부의 식습관이 바뀌니 가족이 함께 몸을 불편하게 하는 음식과 멀어지게 되었다. 화식은 내 몸도 불편하게 하지만 내 생활에도 많은 제약이 되었다.

첫 번째는 체력소모가 크다. 음식을 조리하기 위해 다듬고 씻고 자르고 요리를 하는 과정은 가족의 건강을 위해서는 미덕이라고 할 수 있지만 정작 요리를 하는 사람은 체력소모가 크다. 맞벌이하는 가정에서 하루 8시간 일하고 와서 저녁을 챙겨 먹는다는 것은 굉장히 고단한 일이다. 안 먹을 수 없으니 고단해도 그냥 하는 것이다. 도저히 귀찮아서 못하는 사람은 배달음식과 외식에 의존할 수밖에 없다. 그렇다고 마냥 배달음식과 외식에 건강을 맡길 수는 없는 것이다.

두 번째는 시간이 많이 걸린다. 생채식은 바로 씻고 맛있게 먹고 물로 헹구면 끝나는데 화식은 조리하는 긴 시간, 먹는 시간, 치우고 설거지하는 시간 등 먹는 것에 너무 많은 시간을 보내고 에너지를 많이 쓰게 되는 단점이 있다.

세 번째는 음식물 쓰레기 등으로 환경오염이 심각해진다. 과일, 채소, 현미로 이루어진 생채식은 거의 쓰레기가 나오지 않는다. 하지만 불에 익힌 음식은 대량의 쓰레기가 나온다. 먹을 만큼만 하면 되는데 음식이 한도를 넘는다. 남는 건 바로 쓰레기로 버려진다. 흘린 쌀 한 톨 주우려고 허리를 굽히는 농사짓는 분들이 보면 기가 막힐 노릇이다.

네 번째는 조리된 음식을 섭취하므로 인해 몸이 원인 모르게 불편하고 질병이 잘 생긴다. 공복 상태에서는 몸이 불편한 것을 느끼지 못하고 오히려 가볍고 컨디션이 좋다. 하지만 조리된 음식을 먹은 후는 트림부터 나면서 소화가 더디다. 몸 안의 독소로 피로감이 오고 식곤증까지 겪는다.

이렇게 조리된 화식은 우리가 느끼지 못하게 새 독소를 만들어 우리 몸을 피곤하고 불편하게 하고 있다. 그동안 짜고 맵고 자극적인 음식과 늘 함께하면서 내 몸이 혹사를 당하고 있었다는 생각을 했다. 식습관의 변화가 없었으면 지금도 똑같이 매일 피곤함에서 벗어나질 못했을 것이다.

지금도 많은 시행착오를 겪어가야 하지만 나는 생채식을 믿고 따를 것이다. 매일 자연 속에서 아름답고 행복한 삶을 꿈꾼다. 상상은 현실이 된다는 것을 믿고 마음과 몸의 회복을 실천하기로 나와 약속을 했다. 건강은 삶의 질을 좌우하는 중요한 변수다.

모든 질병은 탁한 혈액에서 시작된다

   사람의 인체는 정말 신기하다. 기분이 좋지 않으면 바로 체기가 느껴지고 스트레스를 받으면 머리카락이 빠지면서 원형탈모가 나타난다. 변비가 생기고 체내에 혹이 생기는 등 생활습관에서 생기는 모든 것들이 인체와 관계되어 있다.

   사람들은 보통 자신의 몸에서 무슨 일이 일어나는지 확실히 모른다. 나 역시 눈에 보이지 않으니 무슨 일이 일어나고 있는지 알 수 없다. 운동 잘하고 와서 갑자기 쓰러지기도 하고, 가슴이 답답해지기도 하고, 연골이 나도 모르게 다 닳아 있기도 하고, 불현 듯 노안이 오기도 하고, 키가 줄기도 하고, 키가 크기도 한다. 살이 쪘구나, 빠졌구나, 내 몸이 피곤하다는 느낌이 왔을 때는 이미 내 몸에 변화가 일어나고 있는 것이다.

이처럼 자신에게 질병이 오는지도 모른 채 살아가다가 우연히 병원에서 진단을 받게 된다. 그러고 나면 그때부터 부랴부랴 건강에 신경을 쓰기 시작한다.

　내 남편은 먹는 것을 많이 먹고 맛있게 잘 먹는다. 깨작거리는 나를 보고 항상 핀잔을 준다. 밥을 많이 먹어야 힘을 쓴다면서 밥을 잘 먹지 않는 나를 걱정한다. 운동도 많이 하고 활동량도 많다. 그런데 몸무게가 많이 나가고 고혈압에 고지혈증까지 있다. 일 년 전부터는 발에 통증이 있다고 해서 병원에 갔더니 요산 수치가 높다고 했다. 그 당시 족구를 무리하게 해서 족저근막염이 생겼었는데 맨발 걷기로 그 염증은 사라졌다. 그런데 또 통풍까지 왔다. 발목이 퉁퉁 부어오르는 극심한 통증을 호소했다. 얼음팩으로 진정시키고 다음 날 약을 처방해서 먹는 일을 반복하고 있다.
　어느 정도 완화가 되면 또 운동하러 간다며 나간다. 진단이 내려져도 변화는 거의 없다. 똑같이 과한 식습관과 생활습관으로 하루를 바쁘게 달린다. 나의 잔소리는 귓등으로 흘린지 오래다.
　남편이 자각을 못 하는지, 안 하는지는 알 수 없지만 그 몸은 지금 너무나 힘들다. 고문 아닌 고문을 받고 있다. 원인을 알아서 어떻게 해서라도 고치려고 하지 않았다. 그저 약에만 의존하는 사람이었다. 그러면서 늘 아프다고 통증을 호소한다.

고혈압, 고지혈증, 콜레스테롤, 통풍 모두가 만성질환이다. 만성질환의 원인은 혈액이 맑지 않다는 것이다. 병원에서는 그냥 계속 약을 복용하라는 말만 한다. 약을 먹고 치료된다는 보장도 없다. 의사들도 만성질환은 완전히 치료되지는 않는다는 것을 이미 알고 있다. 그렇다면 계속 약에만 의존해야 할까?

혈액이 맑지 않다는 것은 혈관 속에 흐르는 혈액에 지방이 섞여 끈적끈적하게 탁한 상태다. 혈액이 끈적거리면 혈관 벽에도 붙을 수 있다. 혈관 벽에 붙은 지방으로 두꺼워진 혈관에는 탁한 혈액이 흐르다가 갑자기 막혀버리면 이미 때는 늦었다. 요즘 사람들의 식생활과 생활습관이 점점 서구화되면서 혈액은 더욱 탁해지고 있다는 것은 심각한 일이다.

나의 대상자 K씨는 한때 잘나가던 사장님이었다. 일도 많이 해서 돈도 많이 벌었다. 밤마다 술을 마시고 먹고 싶은 것은 마음껏 먹고 즐겼다. 몸에 좋다는 것은 다 먹고 가을이 되면 송이버섯도 엄청 따러 다녔다고 자랑한다. 그 송이버섯으로 술도 많이 먹고 다녔다고 한다. 그러던 중 소리 없이 인생이 바뀌었다. 전혀 생각도 준비랄 것도 없이 본인 의지와 상관없이 혈관이 막혀 쓰러진 것이다. 정신 차리고 보니 한쪽이 마비된 장애인이 되어있었다. 모든 게 예전의 삶이랑 정반대로 흘러갔다. 자신만 믿고 있던 가족들에게 혼란을 일으킨 것이다. 갑자기 모든 것이 정지가 되었다. 졸지에 사람들 눈을 피해 다니는 신세가 되었다.

다행히 운동을 시작하라는 권유로 스스로 세상에 한 걸음씩 나오기 시작했다. 일상생활이 어느 정도 되었지만 마비된 팔과 다리는 예전으로 돌아오지 않았다. 이미 기회를 놓쳤다. 신체적인 건 물론이고 정신적 피해까지 와서 우울증에 걸려 자살도 생각했었다고 한다.

이렇듯 건강에 치명적인 병이 오면 망연자실하게 된다. 심혈관의 주원인은 바로 탁한 혈액에 있었다. 탁한 혈액을 만들기 위해 먹고 즐기고 몸을 혹사시킨 결과이다.

몸에 흐르는 혈액이 심장에서 펌프질할 때마다 경쾌하게 순조롭게 머리끝, 발끝까지 흘러주면 최상이다. 하지만 우리 몸은 이미 탁해져 버린 혈액 탓에 품어 올리고 싶어도 힘이 드는 것은 어쩔 수 없다.

2019년 국민 건강통계에 따르면 고콜레스테롤혈증 유병률은 2019년 남자 21.0%, 여자 23.1%로, 남녀 모두 지속적으로 증가하고 있다. 특히 남자의 경우 2005년 7.3%에서 2019년 21.0%로 13.7%p 증가하였다고 보고했다. 콜레스테롤 수치가 높게 나왔다는 것은 혈액이 원활하게 흘러가지 않는다는 것을 이야기한다. 깨끗하지 못한 혈액을 맑게 하기 위해서는 어떤 음식을 먹느냐가 중요하다. 혈관에 좋다는 음식을 많이 먹는 것보다 먼저 기존에 있던 음식들을 안 먹는 것이 우선이다.

　노트와 펜과 자를 준비하자. 노트에 표를 만들어 내가 일주일간 무엇을 먹었는지 적어라. 삼시 세끼와 간식을 나누어서 적어보자. 적어놓고 보면 내가 먹은 음식들이 즐비하게 차려져 있을 것이다. 어떤 음식에 치중이 되어있는지를 한번 보고 무엇이 빠져있는지도 확인해라. 그리고 비고란에 줄여야 하는 음식을 적어라. 그 줄인 음식에 빠져있는 것을 기입하라. 처음에는 서툴 수 있지만 자꾸 정리하다 보면 정리된 또 다른 식단이 나올 것이다.

　기존의 식습관을 완전히 바꾼다는 것은 정말 쉽지 않은 일이다. 하지만 이 방법을 써보면 자신이 무엇을 먹고 있는지 알 수 있다. 그리고 조금씩 변화를 해야겠다는 다짐도 생긴다. 먹어본 사람이 잘 먹는다고 환경이 바뀌고 조금씩 먹는 습관을 들이면 먹는 유혹에서 벗어날 수 있을 것이다.

　나는 1년 전에 건강검진에서 혈관 나이가 지금 나이보다 적게 나왔다. 내 나이 50대 건강을 생각할 나이지만 아직 약을 복용하거나 특별한 질병으로 치료받지는 않는다. 갱년기 증상도 아직 없다. 오랫동안 있었던 비염은 생채식으로 1년이 넘게 증상이 나타나지 않고 있다. 나는 본래 소식을 하고 있었고 아침 운동도 일주일에 가볍게 40분씩 평균 6일은 하고 있다.

지금은 식단이 바뀌어 하루 세끼 밥을 먹던 기존 식습관을 버렸다. 하루 두 끼 생채식과 일반식을 겸하고 있다. 밀가루 음식과 가공육은 거의 먹지 않는다. 예전에 많이 먹던 돈가스, 도넛 같은 튀긴 요리도 전혀 생각나지 않는다. 과일과 잎채소로 입안이 정화되었는지 튀긴 요리를 먹으면 입안 가득 기름진 느낌을 금방 받는다. 자연히 튀긴 음식도 멀리하게 된다. 나는 혈액을 정화할 수 있는 환경만을 고수하려고 노력하고 있다.

한번씩 지인들과 술과 음식을 마음껏 즐기지만 다음 날 하루 두 끼 생채식으로 정화를 시킨다. 그리고 아침에 일어나던 습관이 새벽 시간으로 바뀌면서 하루 시간을 더 활용할 수 있게 되었다. 잠이 부족한 느낌도 들지 않는다. 맑은 정신으로 고요함의 시간을 즐기고 있다.

아침에 일어나 산책을 즐기면 맑은 공기가 폐부 깊숙이 들어온다. 맑은 공기를 마시는 것만으로도 혈액은 깨끗해진다. 자연과 함께하는 복식호흡 또한 닥한 혈액을 없애는 방법 중의 하나다. 요즘 요가를 매일 하면서 호흡의 중요성에 집중하고 있다. 자연히 부정 반, 긍정 반으로 살던 인생이 차츰 편안해지고 있다. 스트레스도 그냥 그러려니 하고 조금씩 넘겨버리게 되었다. 맑은 혈액이 뇌 속으로 들어가서 나를 변화시키고 있는 것이다. 내가 무엇을 먹느냐에 따라, 내가 어떻게 생각하느냐에 따라 성향이 달라지고 내 몸에 흐르는 혈액도 깨끗하게 정화될 수 있다는 진실이다.

오늘도 맑은 혈액을 위해 생채식을 실천한다.

나를 괴롭히는 변비의 불편함에서 벗어나다

사람들은 태어나서 음식물을 통해 생명을 유지하고 있다. 그 음식을 잘 먹고 잘 내보내는 것은 생명 활동 중 기본이자 제일 중요한 것이다. 먹기만 하고 몸에 저장만 한다면 부패되어 독소가 온몸에 퍼질 것이다. 그 독소로 인해 내 몸은 점점 오염되어가고 있다.

현대에는 생활 습관병의 만연으로 변비 환자들도 급격히 늘어나고 있다, 바이러스 선생으로 움직임도 적고 집안에서만 생활하다 보니 무기력증과 신체활동 저하로 변비로 인한 여러 가지 증상들을 호소한다.

변비의 고충은 누구나 겪어 봤을 것이다. 일상이 되어버린 만큼 불편하지만 당연하게 여기고 소홀하게 지나갈 수 있는 게 변비다.

우리 몸에 쌓인 노폐물이 제때 나와 주지 않으면 몸 안에서 문제가 발생하는 것은 당연하다. 그 독소로 인해 정신적, 신체적으로 영향을 끼친다. 스트레스까지 오게 되면 변비는 더욱 악화된다. 변비를 일으킬 수 있는 만병의 근원이 스트레스와 식습관이다. 그대로 방치하고 빨리 내보내지 않으면 내 몸을 한없이 괴롭힐 것이다.

예전의 나는 아침밥을 먹지 않으면 화장실을 못 갔다. 아침 운동 후 꼭 밥을 먹어줘야 그 활동으로 화장실을 갈 수 있었다. 자극이 없으면 그날 장 공장은 쉬는 날이다. 내 자신은 예민하지 않다고 생각했는데 은근히 몸이 예민하게 반응했다.

특히 명절에 시댁만 가면 변비가 생겼다. 인식하지 못하는 사이에 몸은 심리적으로 불편함을 가지고 있었다. 남들이 받는 명절 스트레스를 나 역시도 심하게 겪고 있었던 것이다.

해보지도 잘하지도 못하는 음식들을 잘해보려고 내 딴에는 신경이 많이 쓰였던 것이다. 친정에서 손 하나 까딱하지 않던 나는 많은 음식에 힘이 너무 벅차 뛰어나가고픈 마음이 굴뚝같이 들었다. 그런 마음을 신기하게 몸이 알아챘나보다. 스트레스가 몸 안의 흐름이 흐르지 못 하게 막았던 것이다. 그 당시의 남편은 그런 마음을 전혀 이해 못했다.

반면 시댁에서 명절을 지내고 친정에 가면 바로 장에 신호가 왔다. 신기하게 변비가 싹 해결되었다. 나도 모르는 무언의 소리였다. 심적인 요인은 변비와 직결되었다. 예민한 여자들에게 특히 빈번하게 발생하면서 장 활동을 마비시킨 것이다.

　우리의 장이 가장 활발하게 움직이는 시간은 아침이다. 아침식사 후 장은 더 활기차게 움직이기 시작하면서 배변활동을 시작한다. 나는 20년간 아침형 인간으로 살아왔다. 누구보다 먼저 일어나서 몸을 움직이고 아침 산책까지 다녀온다. 아침운동으로 장을 움직일 수 있는 시간이기도 하다.

　아침운동 후 먹는 한 끼는 장 활동에 박차를 가한다. 하지만 한번씩 아침에 소식이 없을 때는 온종일 묵직하고 개운하지 않다. 답답한 마음이 체내에 그대로 전해진다. 장이 편안해야 하루가 편할 텐데 내내 불편하다. 그 불편함 속에 여전히 끼니를 해결해야 한다. 이대로 방치하면 인체가 독소로 가득 차게 된다.

　질병관리본부에 따르면 변비 환자가 해를 거듭할수록 자꾸만 늘어난다고 한다. 독소가 차버리면 고혈압, 고지혈증, 통풍, 활성산소, 내장지방 등 각종 질환에 노출될 확률이 높다. 변비로 인한 합병증은 삶의 질을 확연히 떨어트린다.

　생채식 한 지 5일째부터 내 장 속은 쉴새 없이 움직였다. 3일 전까지는 아무 소식이 없어 효과도 없다고 생각하며 긴장하고 있었는데 3일째 저녁부터 소식이 조금씩 오기 시작했다. 5일째쯤 되니 하루에 1번 가기도 어려웠던 화장실을 하루 2~3번을 가는 기적을 보였다. 내 몸속에 그렇게 많은 노폐물이 있다는 사실에 놀랐다.

비움의 미덕은 나를 깃털처럼 만들어줬다. 몸 안의 노폐물들이 싫어하는 생채식에 의해 밖으로 밀려난 것이다. 빵빵하던 배는 어느새 말랑말랑하게 되고 몸은 날아갈 듯 가벼웠다. 장을 비우니 신기하게 머리까지 맑아졌다. 하루 세끼 완전 생채식을 하는 날에는 그동안 살면서 느껴보지 못했던 쾌적함이 나타났다. 최고의 변비 해결법이었다.

배변활동을 원활하게 하려면 식이섬유가 들어간 섬유질 섭취를 해야 한다. 섬유질은 장속에서 그동안 쌓인 노폐물을 긁어내서 밖으로 내보내는 역할을 한다. 밖으로 나가지 못한 노폐물들은 장안에서 각종 독소를 배출하고 몸속을 더럽게 만든다. 몸속이 더러워지면 몸밖에서도 알수 있는 똥배를 만들고 피부도 탁하고 건조하게 만드는 등 아름답지 않은 몸을 만들게 되는 원인이 된다. 노폐물을 없애야 우리의 몸도 아름다워지는 결과다.

어른 못지않게 아이들의 변비도 심각하다. 변비 있는 아이들은 배변할 때 얼마나 힘을 주는지 얼굴이 새빨개질 정도다. 그래도 4일이 넘도록 나오지 않아 아이도 힘들고 바라보는 부모도 힘들어 관장약의 최선책을 쓰기도 한다.

나의 이웃에 사는 K씨는 퇴근 후 항상 무엇을 먹을까 고민한다. 세상에 널린 게 음식이고 클릭 한 번으로 배달시킬 수 있으니 항상 음식물 택배가 줄을 잇는다. 부르면 집 앞까지 배달되고 직장인들의 삶에 편리하게 만들어주니 안 할 이유가 없다. 갖가지 육류제품, 해산물 등 생각만 해도 군침이 도는 물건들을 주문한다.

한 집 걸러 한 집은 바쁘고 피곤하다는 핑계로 늘 아이들의 저녁은 간편식이 주를 이룬다. 당연히 배달음식이 인기가 많다. 집에서 직접 만들어 먹이는 횟수는 갈수록 줄어들고 외식에다 배달음식으로 한 가정의 한 끼 식사를 책임진다. 이제는 아이가 먼저 배달음식을 기다리게 된다. 한 번씩 만나면 아이가 며칠동안 변비가 걸렸다고 안타까워했다.

"우리 아이는 채소, 과일은 싫어해요." 효소가 많은 과일과 채소를 권했지만 싫어한다는 이유로 섬유질을 섭취하지 않았다. 그러나 싫어하는 것은 아이들의 잘못이 아니다. 당연히 부모 탓이다. 어릴 때부터 부모가 치려주는 식이섬유가 가득한 음식 대신 간편식에 길들어졌기 때문이다.

《어린 왕자》의 한 대목이 생각난다. "사람들은 언제나 중요한 사실을 잊고 있어. 너는 그걸 잊으면 안 돼." "네가 길들인 것에 대해서는 언제나 책임을 져야 하는 거야."

아이의 변비는 부모에게 책임이 있다. 변비라고 걱정만 해서는 안 된다. 식습관을 하루빨리 바꾸어줘야 변비가 해결된다. 입에만 즐거운 튀긴 음식, 육류, 가공식품으로 입맛을 만들어 놓은 것은 부모의 방임이다. 아무 거나 안 먹는 것은 다 이유가 있는 것이다. 아이의 잘못이 아니다.

환경의 영향을 받은 우리 아이들의 장은 서서히 노폐물이 쌓여만 가고 배출을 못시켜 힘들어하고 있다. 변비가 생기니 아이들 성향까지 예민해지고 까칠해진다. 당연히 학습능률도 오르지 않을 것이다. 집에 오면 아이들 배고픔을 달래는 것은 눈에 보이는 과자, 과당이 가득 찬 주스, 우유가 대부분이다.

부모가 생채식을 하고 있다면 어떨까? 원래 요리를 하는 엄마가 무엇을 좋아하느냐에 따라 그 집에서 먹는 재료가 달라진다. 항상 비치해두는 과일, 야채, 견과류가 눈에 보이는 곳에 있다면 어떨까? 만약 그런 것을 싫어하더라도 배가 고프면 하나라도 먹게 되어 있다. 싫어한다고 집에 없으면 정말 나이가 들어도 과일을 좋아하지 않게 된다. 그러니 아이를 키우고 있는 집에 과일을 비치해 놓으면 아이 변비는 저절로 해결되어 있을 것이다.

장이 편해지니 활동량은 더 많아지고 에너지 넘치는 건강한 아이로 자랄 것이다. 체내가 시원하게 소통이 되면 면역력 강화에도 도움을 받을 수 있다. 힘들었던 토끼 똥이 이제는 노란 바나나 똥으로 바뀌면서 우리 아이들의 면역력도 훨씬 높아질 것이다. 부모가 아이를 생각한다면 조금만 더 현명하게 음식을 고르는 지혜를 가졌으면 좋겠다.

장은 거짓말하지 않는다. 가족 모두 이왕이면 패스트푸드, 가공식품, 밀가루 음식 대신 신선한 채소와 과일로 장을 쾌적하게 만들어야 한다. 부모가 밀가루 음식을 좋아한다고 아이에게 그 입맛을 물려주면 안 된다. 나부터 올바른 식습관으로 내 장의 맑음을 유지해야 아이들도 건강하다. 예민함은 이제 내려놓고 내 에너지를 이제 더 이상 소모시키지 말자.

모든 치유는 디톡스에서 시작된다

새해가 되면 제일 먼저 일출을 보며 한 해 다짐을 한다. 그 목표 중 대표적인 것이 건강이다. 삶이 윤택해지면서 자신을 위해 투자하는 사람도 많아지고 자신의 몸을 위해 건강에 관심을 가지는 사람들이 많아졌다.

건강을 위해 무엇이 좋다면서 보조식품을 자꾸만 권유한다. 요즘 현대인들은 안 그래도 많이 먹어서 생기는 질병들이 많은데 자꾸만 더 먹어보라며 재촉한다. 넘칠 대로 넘쳐버린 우리의 장, 과연 체내에 쌓인 노폐물은 어떻게 될 것인가?

치료실에 살집이 꽤 있으신 분이 들어오셨다. 걷기도 힘이 드시는지 마스크 속에서 숨소리가 아주 가쁘게 들렸다. 호흡도 제대로 가누지 못해 쌕쌕거렸다.

"어디가 불편해서 오셨나요?"

"허리 수술을 했는데 허리뿐만 아니라 안 아픈 데가 없습니다."

얼굴도 붓고 팔다리도 살이라기보다 부종이 심했다. 배는 가스가 찼는지 빵빵해져 있었다. 겉모습만 봐도 몸을 지탱하는 것조차 힘이 들어 보였다. 허리 재활이 문제가 아니었다. 병원에 가도 별말이 없어 약만 계속 먹는다고 한다.

"식사는 어떻게 하세요?"

"밥은 조금밖에 안 먹는데 살이 쪄요. 먹는 것도 없는데 왜 살이찌는지 모르겠어요."

"그럼 배고플 때 어떻게 하세요?"

"배가 고프면 부침개 한두 개만 부쳐 먹어요. 그럼 배불러요."

불규칙한 식사습관에 통곡물도 아니고 정제된 밀가루와 식용유의 기름으로 한 끼를 해결하는 그분의 통증 원인이 바로 거기에 있었다. 이유 없이 안 아픈 데가 없는 원인은 몸 안의 노폐물 때문이다. 내가 보기에도 활동량 감소와 식습관으로 인해 쌓인 독소가 눈에 보이는 듯했다.

"오늘 점심은 내가 살게. 갈비탕 먹자." 같이 왔던 친구들이 좋다며 운동을 끝마치고 나가셨다. 뒤에 들으니 육류도 자주 즐기신다고 한다. 그러면서 신경도 예민하다고 했다. 살이 찌고 몸이 아픈 조건을 다 갖추고 계시는 듯했다.

그분에게 필요한 것은 지금 무엇을 먹어서 통증과 살을 줄일까 보다 지금 먹는 것을 먹지 말고 몸속을 정화시킬 수 있는 의지와 시간이 필요했다. 마음의 안정은 필수라고 이야기하고 호흡에 집중하라는 말만 했다. 운동이 생활화되면서 차츰 얼굴도 밝아지고 걸음걸이가 조금 가벼워진 듯 보였다. 독소가 빠져나오는지 땀은 비 오듯 흘러내렸다. 여전히 숨이 차서 마스크를 내렸다 올렸다 하셨다.

우리가 먹는 음식은 몸속으로 들어가서 여러 가지 작용을 한다. 어떤 것은 피를 해독하는 음식이 있고 어떤 것은 혈관 벽에 붙어 찌꺼기로 남아 혈관 벽을 두껍게 하는 음식들이 있다. 음식이 몸 안에서 어떤 일을 하느냐에 따라 우리 신체가 건강한지, 질병에 걸리는지가 판가름 나는 것이다. 대부분 사람들은 내가 왜 아픈지를 모르고 병원을 찾게 된다. 100% 원인을 알 수 없을 때도 비일비재하다. 질병이 확인되면 그때야 비로소 약을 먹고 음식을 바꾸고 운동을 하기 시작한다.

2년 전 시어머니께서 집 마당에서 넘어져 갈비뼈가 골절되었다. 그러면서 일주일간 병원에 입원하게 되었다. 집이 가까워 매일 저녁 퇴근 후 오가면서 남편과 교대하며 간호를 했다. 갈비뼈라 다른 치료를 할 필요가 없이 가만히 계시면서 식사만 하면 되는 것이었다. 일주일동안 밥뿐만 아니라 여러 가지 음식을 이것저것 드셨다. 입이 짧아서 잘 안 드시는데 빨리 나으려면 잘 먹어야된다고 하니 그나마 드시는 것 같았다. 입이 심심하실까 봐 중간중간 간식도 사다드렸다.

하루는 간호사가 어머니 혈압이 높다면서 약을 먹으라고 했다. 지금까지 사시면서 혈압 한번 올라간 적이 없었는데 갑자기 처방을 받으라고 해서 의아했다. 수치상 높으니 일주일간 먹어보라고 했다. 일시적으로 올라갈 수 있으니 나는 먹지 말라고 했는데 가족들 모두 큰일 난다면서 먹으라고 했다. 변비도 함께 생겨 약을 몇 번이나 처방받았다.

시골로 바로 가면 혼자서 아무것도 못하기 때문에 퇴원 후 당연히 우리 집으로 모셨다. 식사를 어떻게 챙겨드려야 할지 매일매일이 걱정이었디. 아무렇게나 있는 반찬 먹고 살다가 친정엄마도 아니고 시어머니가 오시니 신경이 많이 쓰였다. 아는 사람을 통해 장어도 공수해서 냉동실에 채워두고 생선, 육류, 마트에 파는 반찬 등을 총동원을 해서 식사 준비를 했다. 퇴근해서 옷도 채 벗지 못하고 가방만 내려놓은 채 가스레인지를 켰다. 그러던 중에 순식간에 한 달이 지나갔다. 한 달 동안 식사 준비만 했던 것 같다.

다행히 입맛이 까다로운 어머니께서 맛있다는 말을 자주 하셨다. 혼자서 소식하며 간소하게 드시다가 내가 하는 반찬이 맛이 있었나보다. 아이들도 할머니가 오시니 반찬이 달라졌다면서 좋아했다. 하지만 한 달이 지났지만 여전히 혈압은 높게 나왔다.

지금은 혈압이 정상이고 약을 드셨다 안 드셨다 하신다. 예전의 소식의 삶으로 돌아가시면서 혈압은 다시 정상을 되찾은 것이다.

여러 가지 종류의 음식과 많은 양을 섭취하다 보니 나이 드신 분에게 무리여서 일시적으로 혈압이 올라갔던 것 같다. 갈비뼈가 붙기 위해서는 많은 움직임도 할 수 없고 계속 음식만 섭취해야 했다. 그래서 살은 찌고 몸 안에서는 혈액이 탁해진 것이다. 음식물에 의해 몸속에 독소가 많아지니 혈액이 탁해질 수밖에 없다. 혈압이 오르는 것은 당연하다. 그것을 계속 반복하다 보면 정말로 다양한 성인병으로 고생을 하게 되는 원리다. 그때 그 당시 내가 생채식을 하고 있었으면 힘들게 삼시세끼를 걱정 안 해도 되고 혈압도 관리가 되지 않았나 싶다. 고생스러운 변비도 없었을 것이라는 생각이 든다. 내가 이 책을 집필하는 또 하나의 이유이기도 하다.

우리의 체내는 한정되어 있다. 한정된 곳에 병이 나 버리면 음식물을 더 넣어야 할 것이 아니라 더 비워야 한다. 음식물이 들어와서 소화가 되기까지는 시간이 필요하고 충분히 기다려야 한다. 충분히 기다린 끝에 그 다음의 음식을 넣어야 체내에 독소가 생기지 않고 질병이 발생하는 확률도 떨어진다.

가벼운 몸은 누구에게나 로망이다. 간단히 말하면 비워내면 가벼워질 수 있다. 그동안 많은 양의 음식을 섭취하면서 제대로 독소 배출을 하지 않아 여러 가지 문제점들이 발생했다. 하지만 이제는 걱정하지 않아도 된다. 왜냐하면 몸 속의 노폐물을 배출시켜주는 음식을 먹으면 되기 때문이다. 그 음식이 바로 현미, 과일, 채소라는 것을 기억하길 바란다. 모든 치유의 기본은 비워내기다. 비워냄으로써 독소는 자연히 배출될 것이다.

요가와 생채식은 최고의 궁합이다

　자신의 몸과 하나가 되기 위해서 하는 기본 중의 하나가 호흡이다. 인간은 숨을 마시고 내뱉는 행위로 인해 생명을 불어넣고 있다. 의식적으로 느끼지 못할 정도로 끊임없이 호흡은 이어진다. 깊은 호흡 속에 신체는 이완을 함으로써 통증을 알아차리고 불편한 증상들을 느끼기 시작한다.

　요즘 새벽으로 깨어남과 동시에 눈을 감고 5분 정도 명상호흡을 하고 있다. 호흡으로 서서히 잠을 깨우기 시작한다. 호흡은 마실 때보다 내쉴 때 중요하다. 깊게 내쉬는 가운데 들이마시는 숨은 저절로 깊어진다. 깊게 내쉬는 것에 더 중점을 두는 것은 밤새 몸에 쌓인 독소들을 밖으로 내보내기 위한 작은 날갯짓이다.

모두가 평온하게 잠든 새벽에 혼자 앉아 눈을 붙이고 호흡에 집중한다. 아무에게도 방해받지 않는 공간에 작은 움직임을 해본다. 고요함 속에 신체와 마음에 말을 걸어본다. 아직 잠이 덜 깬 몽롱한 기분을 즐기며 호흡에 들어간다. 온몸에 힘이 빠진 상태라 모든 것이 편안하고 고요하다.

힘을 뺐다고 하지만 의식을 하면 특히 어깨에 살짝 힘이 들어가 있는 것을 느낄 것이다. 그것을 알아채고 어깨 힘을 쭉 빼다 보면 더 편안해짐을 느낄 수 있다. 이 상태에서 요가를 함께 하면 무리하지 않게 동작을 수월하게 할 수 있다. 요가의 기본이 바로 호흡이기 때문이다.

하지만 나는 아직도 호흡이 어렵다. 의식하면 어느 정도 맞추지만 평소에는 무의식 속에 또 얕은 호흡에 빠져있다는 것을 알아챈다. 호흡 명상도 무의식중에 습관을 만들기 위한 하나의 방법이다.

나는 생식을 하고 난 이후로 식습관만 바뀐 게 아니다. 일상생활도 함께 자연스럽게 바뀌고 있다. 일상생활 속에서 자연과 내 몸이 친구가 되기 위해 자연스레 명상과 요가를 끌어당겼다.

나는 다른 사람들보다 몸이 조금 유연한 것도 있고 짬짬이 스트레칭으로 내 몸을 다져왔기에 요가는 별 부담없이 하고 있다. 아침마다 100일 챌린지 목표를 세우고 요가에 도전하기도 했다. 끊임없이 몸을 움직이니 몸도 더 유연해졌다. 생채식으로 가벼워진 신체로 하는 요가는 두 배의 효과를 발휘한다. 혼자서 처리하기 힘든 감정도 내 몸이 정화가 되니 자연스럽게 해결되는 경우도 있었다.

질병이 있거나 몸이 불편하신 분들을 보면 하나같이 몸이 경직되어 있다. 머리가 아프다고 하는데 목과 어깨가 뭉쳐있고 통증을 동반한다. 사람이 긴장을 하면 뻣뻣하게 몸이 굳는 것처럼 신체가 조화롭지 못하면 불편함을 호소한다. 어딘가 불편하고 숨이 막힌다 싶으면 내 호흡은 이내 숨이 고르지 않는 것을 확인할 수가 있다.

몸과 마음이 경직되다 보니 유연한 사고를 할 틈도 없다. 심한 스트레스로 부정적인 생각과 말로 자신을 학대하고 있다. 거의 모두가 미간이 찌푸려져 있고 어깨와 목의 통증을 호소한다. 질병을 동반한 통증은 더 악화된다. 이분들에게는 긴장을 풀어주는 게 제일 우선이다. 이때 명상과 요가를 하면서 생채식으로 몸을 정화시키면 내 몸은 서서히 회복할 수 있다. 이완된 몸은 얼굴에 고스란히 나타난다.

그로 인해 긴장이 풀리면서 어깨 근육도 느슨해지고 기분도 편안해진다. 그래야 신진대사가 원활히 흘러간다. 항상 긴장을 풀고 의식은 깨어있어야 한다.

사람은 자연에서 왔기 때문에 자연의 먹거리를 섭취하면 자연스럽게 온화한 사람으로 변한다. 나는 자연에서 나오는 먹거리를 믿었기 때문에 지금 이렇게 좋은 영향력을 이야기할 수 있는 것이다.

요즘은 대부분 가정에서 모든 생활이 이루어지고 있다. 그래서 굳이 집 밖으로 나가지 않아도 집에서도 쉽게 따라할 수 있는 홈트레이닝을 즐기는 분들이 많아졌다. 특히 요가는 여자들이 선호하면서 예전부터 인기있는 운동이기도 하다.

나는 요가를 참 좋아한다. 하고 난 후 몸이 이완된 편안하고 개운한 느낌이 좋다. 그래서 시간만 나면 요가로 몸을 푼다. 특히 갱년기 여성에게 좋다는 요가는 호흡으로 불안한 증세를 완화시킬 수 있다. 나는 아직 갱년기 증상이 오지는 않았지만 치료 중 불안해보이는 여성분들에게 깊은 호흡과 몸을 이완시키는 스트레칭을 알려주고 있다.

독일 연구결과에서도 요가로 갱년기 증상이 완화됐다는 보고도 나왔다. 남성, 여성 할 것 없이 요가가 갱년기에 효능이 있다는 것이 증명되었다. 스트레칭을 하고 나면 한결 밝아진 모습을 볼 수 있다. 기분이 훨씬 나아진 경우가 많다.

어떻게 보면 시소한 호흡이고 스트레칭이지만 연관성을 두고 적절하게 적용을 시키니 치유가 된 느낌을 받는다.

내 남편은 평소에 항상 입으로 호흡을 한다. 입을 닫고 코로 마셔보라고 하면 호흡을 제대로 못하고 쌕쌕거린다. 코가 막힌 것도 아닌데 호흡이 거칠다. 그렇다고 폐에 이상이 있는 것도 아니다.

그냥 입으로 숨을 쉬는 것이 습관이 되어버렸다. 입으로 호흡하게 되면 여러 가지 문제점들이 발생한다.

겉모습은 평안해보이고 차분한 느낌이 드는데 언제부터인지 화도 자주 내고 기복이 심하다. 본인도 그렇다는 것을 인정했다. 조급해진 마음에 호흡은 더 가빠지고 빨리빨리 문화에 빠져 있다. 거기에다 갱년기 증상까지 왔다. 남자들도 갱년기가 있을까 생각했는데 내 남편이 겪고 있었다. 삶의 즐거움도 떨어진 것 같고 얼굴에 열이 잔뜩 올랐다가 가라앉는 증상이 나타났다. 예전과 다르게 무기력하고 의기소침해 있는 모습이 안쓰럽다.

일상생활할 때도 마찬가지지만 아침 운동할 때도 되도록 코로 호흡을 하도록 권했다. 그랬더니 정말로 마음의 안정을 찾으면서 편안해지고 마음에 여유가 생긴다고 했다. 원래 요가가 남자에게 적합한 운동이라고 한다. 우울한 기분을 날릴 수 있는 요가와 함께 생채식도 같이 한다면 갱년기 증상은 자연스레 완화될 것이다.

어렸을 때 나는 수시로 넘어져서 무릎이 깨지는 아이였다. 학창 시절 때 학교에 늦을까 봐 급히 가다가 다리에서 넘어진 기억, 잘 다니다 스텝이 꼬여 넘어지고, 계단에 걸려 넘어지고 부딪치고를 반복했다. 그때 당시는 남들 말처럼 조심성 없어서라고 생각했다. 지금 와서 생각하니 그게 다가 아니었다. 몸에 균형이 잡히지 않아서였다. 신체의 안정성이 떨어졌기 때문이다. 이것을 요가를 통해 알게 되었다.

요가에서 중요한 것이 균형이다. 자연의 이치와 너무나 닮아있다. 자연의 균형이 깨지면 무너져버리듯 몸에 균형이 깨지면 다치기도 하고 질병이 온다. 평소와 다르게 유독 피곤함을 느낀다거나 불편하면 몸에 균형이 깨졌다는 것이다. 그럴 때는 요가와 병행할 수 있는 올바른 식습관도 함께하자. 맑은 정신과 맑은 신체 모두가 하나임을 알게 된다. 특히 아침에 하는 요가는 장운동을 활발하게 해서 변비에 도움을 주고 독소 배출에 효과적이다. 거기에다 항산화 물질과 식이섬유가 풍부한 생채식이 함께 한다면 피로를 덜어주고 활력을 줄 것이다.

나는 자연스럽게 나이 들고 싶고. 자연식으로 몸을 가볍게 하고 느린 삶을 살고 싶다. 생각을 바꾸면 안 될 것도 없다. 되는 일만 생각하면 무슨 일이든 다 된다. 슬로우의 삶 속에 생채식은 내 몸을 정화시키고 내 마음까지 정화하고 있다. 요가와 병행하는 생채식의 중요성을 알면 돈을 지불해서라도 내 것으로 만들어야 한다.

요가와 함께 병행하는 생채식은 최고의 궁합으로 사람들에게 좋은 영향력을 끼칠 것이다. 이제부터라도 세월 흘러가는 데로 그냥 살지 말고 생채식과 요가의 궁합 속에 맑은 기운을 채워보자.

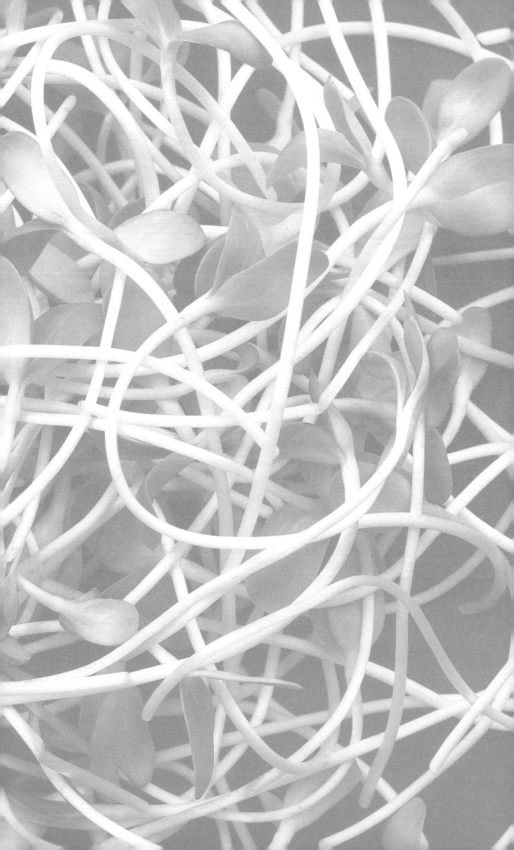

NATURAL

- 4장 -

내 몸을 살리는 하루 두 끼 생채식 처방전

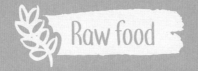

Raw food

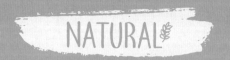

NATURAL

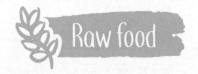

Raw food

아침 간편식 생현미의 기적

    한국인의 힘은 밥심이라고 했다. 밥은 힘, 바로 에너지를 내는 식품이다. 밥을 많이 먹는 사람들은 정말로 힘이 세다. 깡 말라보여도 밥을 많이 먹으면 의외로 힘이 센 것을 알 수 있다. 그만큼 밥은 하루를 살아가는 에너지원이다. 하지만 흰쌀밥은 만성 염증을 일으키고 혈당을 높이기 때문에 건강에 적신호를 보낸다. 반면 현미의 영양소는 백미와 비교할 것이 못 될 만큼 영양소가 풍부하다. 대체 현미의 누런색에는 무슨 비밀이 있는 것일까.

    나는 생각지도 못한 곳에서 생명의 신비를 보았다. 소름이 돋을 정도였다. 직장에서 무심히 싱크대를 청소하다 거름망 뚜껑을 열게 되었다. 일하는 여사님이 거기까지 손을 안 댔는지 쓰레기가 있었다. 가만히 보니 쓰레기가 아니라 싹이 올라오고 있었다. 얼마 전 현미를 물에 씻으면서 흘러간 몇 알에 싹이 난 것이다.

"와! 내가 먹는 현미가 진짜 살아있는 생명이었구나!" 집에서 한 번씩 쌀을 씻다가 흘려 보낸 적이 많이 있는데 백미는 한 번도 싹을 본 적이 없다. 싹을 틔우는 눈이 깎여져 나갔기 때문이다. 하지만 현미는 싹을 틔웠다. 생명이 있다는 것을 바로 내 눈으로 증명했다. 새싹을 잡아보았다. 여리디 여리지만 위대한 새싹이었다. 이렇게 위대한 생명을 내가 먹고 있다는 사실에 경이롭기까지 했다. 식물의 생명력을 느낄 수 있다는 것이 경이롭다. 그러면서 살아있는 생채식을 더 원하게 되었다.

생채식 중 현미섭취는 중요하다. 하지만 생채식 과정에서서 가장 난 코스다. 딱딱한 걸 평소에 씹지 않던 나에겐 생각도 못한 어려움이었다. 불려서도 먹고 갈아서도 먹고 다양한 방법으로 시도를 했다. 하지만 부드러운 맛과 입이 즐거운 음식에 길들어진 우리들의 식습관 때문에 역시 거친 음식은 매우 낯설었다.

사실 생현미는 먹기가 힘이 든다. 원래 조리를 해서 부드럽게 먹던 식습관에 젖어있기 때문이다. 하루에 필요한 100g을 먹기 위해 처음 3일 동안은 생쌀 그대로 먹어보았다. 입안에 넣어 불려서 먹는다고 해도 온종일 씹어야 겨우 먹을 수 있었다. 딱딱하고 질긴 것을 거의 먹지 않던 나의 최대 고비였다. 그러면서 여러 가지 방법을 강구하게 되었다.

물에 불려 냉장고에 넣고 먹어도 보고, 방앗간에 가서 한 번 갈아내린 작은 알맹이 크기로도 먹었다. 하지만 생현미 그대로 먹을 때와는 맛의 질이 확연히 차이가 났다. 건강식도 맛이 없으면 잘 먹지 않는 것처럼 불린 생현미 역시 3일도 못 버티고 포기했다. 다시 단단한 생현미 자체를 즐겨야 했다.

질병에 걸리면 최후의 선택으로 보통 생식을 선택한다. 익혀먹는 화식보다 생식에 질병을 치유하는 요소들이 많이 있기 때문이다. 자연 상태 그대로 먹는 것이 질병 치유에 효과를 발휘한다. 자연의 생명을 그대로 담은 살아있는 식사로 질병을 치료하는 사례는 아주 많다. 하지만 영양소가 파괴되지 않는 생식을 섭취한다는 건 쉽지 않은 일이기도 하다.

생으로 먹기 시작하니 안전한 먹거리가 눈에 들어오기 시작했다. 의외로 내 주위에 있는 재료들이 품질이 좋고 괜찮은 먹거리들이 많았다. 내가 먹는 현미는 농약을 치지 않는 대신 우렁이가 풀을 뜯어 먹고 자란 유기농 현미를 먹고 있다. 씻지 않고도 안심하고 먹을 수 있다. 굳이 유기농이 아니라도 현미 자체와 야채 과일에는 중금속뿐만 아니라 독을 없애고 밖으로 밀어내는 힘이 있기 때문에 심각하게 농약 걱정은 하지 않아도 우리 몸속 간에서는 충분히 해독할 수도 있다고 한다. 간단하게 흐르는 물에 1분 동안 씻는 정도로 해도 큰 걱정은 하지 않아도 된다는 말이다.

배준걸의《하루 한 끼 생채식 혁명》에 보면 현미 먹는 방법이 소개되어 있다. 일명 배생다로 불리는 이 생채식을 내가 하고 있다.

거기에 나온 현미 먹는 방법은 생현미를 씹기 전에 먼저 입안에서 불린다. 갑자기 씹어 버리면 소중한 이가 상처가 날 수 있기 때문에 충분히 침으로 불린 후 살짝 문질러본다. 어느 정도 씹히면 그때 천천히 갈기 시작하는 것이다. 그 과정에 많은 침이 입안에 가득 고이게 된다. 갈아놓은 그 현미즙을 꿀꺽 넘기지 말고 한 번씩 조금씩 고소한 맛을 느끼면서 넘기면 된다. 고소한 맛이 기존의 우유맛보다 훨씬 진하다는 것을 느낄 것이다. 달지도 짜지도 싱겁지도 않은 아주 담백한 최상의 맛이 된다. 힘들게 먹은 보람을 느낄 수 있다.

현미가 몸에 좋다는 건 알고 있었지만 이렇게 고소한 맛이 있을 것이라고는 생각지 못했다. 압력솥에서 나오는 밥 냄새처럼 구수했다. 입안에서 갈린 현미의 타액이 내 몸의 독소들을 싹 없애주는 중이었다. 나는 단단한 생현미 대신 물에 불리지 않고 살짝 물에 씻어 건진 현미를 먹고 있다. 그리고 도정한 지 얼마 되지 않은 현미도 훨씬 부드러우니 그것을 활용해도 좋을 것이다. 이처럼 자신에게 맞는 효과적인 방법을 찾으면 된다.

작년 초 동네 치과에 스케일링을 받으러 갔다. 잦은 스케일링은 결코 유익하지 않다고 해서 1년에 한 번씩 검진을 받고 있다. 현미를 먹은 후 치아를 조심하는 상태라 검진도 할 겸 다녀왔다. 생채식 하기 전에는 스케일링할 때 시간도 많이 걸리고 치석도 많았다. 이번에는 짧게 아프지 않게 끝내면서 치석이 거의 없고 깨끗하다고 하신다. 별다른 이상이 없고 마모도 없다고는 했지만 의사 선생님은 "치아 건강을 위해 되도록 딱딱한 음식은 씹지 마세요"라고 강렬한 멘트를 날렸다.

정기적으로 치과에 가서 구강검진을 받는 습관과 양치질하는 습관은 정말 중요하다. 특별히 관리할 부분도 체크하고 음식물을 잘 씹을 수 있게 최적의 상태를 유지해야 한다.

작년에 생채식을 하던 중 나는 난관에 부딪힌 적이 한 번 있었다. 생현미를 씹다 보니 힘들어서 며칠 동안 현미를 먹지 못했다. 곡물은 먹지 않고 과일과 채소만 먹었더니 변비가 생겼다. 하루 이틀 힘든 시간을 보냈다. 마침내 힘들게 해결이 되었다 싶었는데 거의 돌덩이처럼 딱딱했다. 그로 인해 변기가 막혔다. 변기 안에서 돌이라고 인식한 것 같다. 어이가 없었다. 그 이후로 조금씩 해결했지만 그때 고생한 걸 생각하면 아찔하다.

알아보니 이 현상이 명현반응이라고 했다. 생채식할 때는 생현미가 꼭 필요하다는 것을 알았다. 생채식 하는 중 변비가 생기면 현미를 더 먹어주라는 신호라는 것을 기억해라.

쌀의 외피를 벗겨내지 않은 속껍질과 배아가 붙어있는 현미는 다양하고 유익한 영양소들 덩어리다. 거친 음식이지만 이 거침으로 인해 내 몸속에 찌꺼기를 깨끗하게 밖으로 내보내줄 것이다.

현미와 함께 먹는 생채식은 배가 고프지 않고 힘이 난다. 현미를 먹지 않고 생채식을 하다보면 추위를 자주 느끼게 된다. 온도에 민감한 나로서는 기온이 내려가면 금방 몸이 추워진다. 그러니 꼭 생채식을 할 때는 현미를 함께 먹는 게 좋다.

현미의 노란색은 쌀의 속껍질이다. 겉만 벗겨냈기 때문에 쌀눈은 그대로 남아 있다. 속껍질에 식이섬유가 잔뜩 들어있어 현미를 먹으면 군살도 빠지게 된다. 생현미는 생명을 유지하고 에너지를 얻게 하는 자연식이다. 온도, 수분만 맞으면 어디서나 싹이 트는 기적을 보인다. 뭐니해도 가장 완벽한 먹을거리는 인간의 손을 많이 거치지 않는 자연의 먹을거리였다. 생채식과 생현미는 서로 음과 양의 균형을 맞춤으로써 최대의 효과를 내고 있다.

과일은 가장 달고 맛있는 걸 먹어라

　백화점이나 마트의 식료품 코너에 가면 각양각색의 과일들이 즐비하게 전시되어 있다. 명절 즈음 되면 더 많은 과일들이 상자에 포장된 채 높은 가격에 거래되고 있는 모습을 볼 수 있다. 한 해 동안 농사지은 생산물 중 치열한 경쟁을 뚫고 최고만 선정해서 가져다 놓은 것 같다. 크기도 크고 겉이 반짝반짝 윤이 날만큼 빛이 나는 과일들이 박스 채로 들어오고 나간다.

　이렇듯 농부들도 가장 크고 이윤이 남을 것들만 골라 상품화시켜서 이윤을 남긴다. 하지만 명절 때마다 받는 크고 잘생긴 과일을 먹다 보면 평소에 먹던 과일 맛을 느끼지 못한다. 과일 본연의 맛이 전혀 없고 가짜 과일을 먹는 듯하다. 사람이 인위적으로 크게 만들어 놓은 것은 말 그대로 쇼윈도우에 걸린 상품밖에 안 된다. 자신들의 이익을 조금 내려놓고 자연적으로 키우면 좋지 않을까 생각한다.

생채식을 하기 위해서는 맛없는 과일로는 오래 지속할 수가 없다. 아무리 모양이 좋아도 맛이 떨어지면 한 끼도 쉽지않다. 입이 짧은 나는 특히 그랬다. 생채식을 꾸준히 하기 위해서는 과일은 정말 달고 맛있어야 한다는 것을 알았다. 그렇지 않으면 자연히 생채식으로부터 멀어지게 된다. 일반식으로 금방 돌아오게 되는 결과가 나온다.

예전 유럽여행 때 즐비하게 늘어놓은 과일들이 생각난다. 한가득 바닥에 깔려 있는 과일들은 작아도 하나같이 색상이 선명하고 맛 또한 깊었다. 각양각색의 과일들의 향기는 지나가는 행인들을 잡아끌었다. 지중해성 기후라 일조량이 풍부해서 색상이 맑고 선명했다. 거기서 나오는 과일들은 작아도 아주 달고 맛이 있었다. 과일이 맛이 있으려면 태양에너지를 꼭 받아야 하는 이유다. 한가득 바구니에 쌓인 과일을 보고 있노라면 그 형형색색에 강한 생명력을 느낀다. 화려한 빛깔 속에 숨어있는 엄청난 에너지는 우리의 건강을 책임지는 선물 같았다.

오래전에는 여름과 가을 이외에는 신선한 과일과 채소를 제대로 먹을 수 없었다. 지금은 모든 것이 풍족해지고 기술력이 발달하면서 영양이 가득 담긴 과일을 사시사철 먹게 되었다. 지금은 흔한 게 과일이고 흔한 게 채소다.

영양 가치가 있는 것을 사계절 섭취할 수 있다는 것은 큰 행복이다. 삶이 나아지면서 과일과 채소가 장수의 비결이라는 것도 이제는 보편화가 되어가는 추세다. 하지만 그 좋은 걸 두고도 질병은 더 많아지고 아픈 사람들은 더욱 많아졌다. 보편화를 그냥 평범함으로 넘겨버린 것이다. 귀하면 소중한 가치라도 느낄 텐데 그런 마음이 전혀 없다는 거다.

나는 원래 과일 자체와 친하지 않았다. 사과 하나도 겨우 먹을 정도였다. 그중 수박을 제일 싫어했다. 굳이 먹게 되면 한쪽 제일 안쪽 빨간 부분만 조금 베어 먹고 버렸다. 고작 먹는 것은 엄마가 갈아준 꿀을 탄 토마토 주스가 다였다.

초등학교 때의 일이다. 수박 농사를 짓는 친구 집 원두막을 놀러 갔다. 여름이라 무척 더웠다. 지금은 하우스에서 수박을 재배를 하니 계절을 잊은 지 오래지만 예전에는 여름 과일로 대표 되는 게 수박이었다. 노지에서 강렬한 햇빛을 직접 받고 자란 수박을 먹었다. 친구가 수박 하나를 가져와서 같이 나눠 먹자고 칼로 잘랐다. 나는 별로 좋아하지 않는 것이어서 먹는 흉내만 냈다. 맛이 있었는지 없었는지는 기억이 나지 않는다. 하지만 친구가 수박을 먹는 모습에 놀랐다. 껍질 하얀 부분까지 깨끗하게 먹는 것이었다. 원두막에 널린 게 수박인데 굳이 저렇게까지 할 필요가 있을까 생각했다. 하지만 그 친구는 태양에너지를 받은 수박 맛을 제대로 알았던 것이다. 지금 와서 생각하면 그 친구가 현명하게 영양소 섭취를 했던 것 같다.

'영양을 제대로 섭취하려면 껍질까지 다 먹어야 한다'는 전문가의 말처럼 생채식을 시작한 후 나도 껍질 채 과일을 먹기 시작했다. 껍질에는 항산화 성분이 풍부하고 면역력을 높여주는 기능이 있다고 한다. 그중에 배는 유독 거친 껍질에 영양이 몰려있다고 한다.

껍질의 유용한 기능때문에 사과, 배, 참외, 복숭아, 귤 등 모두 껍질 채 먹고 있다. 하얀 속껍질에 영양이 더 많다는 수박도 친구가 먹은 것처럼 다 먹게 되었다. 특별하게 알레르기가 없기 때문에 먹는 데는 지장이 없었다. 이제는 없어서 못 먹을 정도로 과일을 사랑하는 사람이 되었다.

생채식을 시작한 후 나는 정말 많은 과일을 먹고 소화시켰다. 그동안 안 먹었던 과일을 1년 동안 다 먹은 느낌이다. 특히 생채식은 여름에 시작하기 좋다. 여러 가지 과일을 쉽게 접할 수 있고 과일로 여름 갈증을 충분히 해결해줄 수 있기 때문이다.

껍질까지 먹는 과일을 먹기 시작하면서 쓰레기도 거의 나오지 않고 주방세제도 전혀 쓰지 않게 되었다. 설거지도 간단하게 끝내니 바쁜 아침과 점심을 굶지 않으면서 시간적인 여유도 생겨서 좋다. 귀차니즘이 있는 사람들에게는 안성맞춤이다. 껍질 벗긴 과일이 보이면 나는 외면한다. 벌거벗은 임금님 모습이 연상된다.

과일을 껍질까지 먹기 위해서는 세척도 중요하다. 친환경 과일 세정제로 씻은 후 흐르는 물에 1분 정도 더 씻어준다. 식약청에서는 요즘 농약은 인체에 해가 되지 않을 정도이기 때문에 흐르는 물에 1분 정도 흔들면서 씻으면 안심하고 먹어도 된다고 한다.

햇빛을 받아 에너지가 강렬한 과일처럼 우리 신체 역시 건강 유지를 위해서는 태양의 빛을 받아 에너지를 얻어야 한다. 우울증이 있는 사람들도 잠깐 햇볕을 쬐면서 걷게 하니 한결 기분이 나아진다고 했다. 몸을 움직이면서 태양에너지를 받은 사람들은 어딘지 모르게 밝다. 그 밝아진 기분으로 햇빛을 듬뿍 먹은 제철 과일과 채소를 섭취한다면 최고의 컨디션을 유지할 수 있을 것이다.

그러면 달고 맛있는 건 어떤 걸까? 먼저 팁(Tip)을 하나 드리겠다. 과일은 명절 즈음에 많이 사지 말라고 전문가가 말을 한다. 왜냐면 명절 때 나가는 상품은 잠깐 수익을 창출하기 위해 꼭지에다 영양제를 발라 크고 좋은 제품을 상품화시켜 판매를 한다고 한다. 그래서 과일 본연의 맛을 느끼기 어렵다. 과일이 결코 크다고 좋은 게 아니었다.

나는 생채식하는 과일을 고를 때 제일 먼저 제철 과일 위주로 찾는다. 사람도 성장할 수 있는 시기가 있듯이 과일도 시기가 있다. 자연의 법칙에 의해 때를 잘 맞춰서 나오는 과일들은 최고의 영양가를 품고 있다. 과일에 관심이 가면서 계절마다 바뀌는 과일이 달라지는 것을 보게 되었다. 평소에 보지 않았던 것이 보이기 시작했다.

그중에 줄기가 살아있고 색감이 선명하고 달콤한 과일향이 많이 나는 것을 선호한다. 딸기 같은 경우 잎이 밖으로 뒤집어있는 게 훨씬 달고 맛있다. 예전에 남편이 그런 것만 골라 나를 먹으라고 준 이유가 있었다.

수확하고 후숙시키는 과일(자두, 복숭아, 무화과, 키위, 멜론)도 알게 되었다. 후숙을 빨리 시키고 싶으면 사과하고 같이 보관하면 금방 후숙이 된다. 파인애플은 사서 거꾸로 보관을 하면 전체적으로 당도가 고르게 분포된다.

보관법 또한 중요하다. 과일에는 식물호르몬인 에틸렌이 나와서 숙성을 촉진하거나 노화를 빨리시킬 수 있다. 따라서 과일은 종류별로 나눠서 보관하는 것이 중요하다. 특히 사과, 복숭아, 멜론에서 에틸렌이 많이 발생한다. 특히 사과는 다른 과일과 같이 보관하면 다른 과일이 쉽게 숙성이 되니 따로 보관하는 것이 좋다.

아쉽게도 제철과일 중 복숭아와 살구, 자두의 계절은 후딱 지나가버린다. 기회가 왔을 때 부지런히 먹어야 하는 과일이다. 기회를 놓치면 통조림이나 말린 과일을 먹을 수밖에 없다. 기다림의 미덕도 배우게 되는 게 바로 생채식이다. 새로운 사실은 키위가 면역력 향상에 상당히 효과가 있다.

이처럼 항산화성분과 효소가 가득한 가지각색의 과일을 껍질 채 섭취하는 것은 산삼을 먹는 효과와 같다. 자연이 만들어놓은 것으로 질병을 치유할 수 있다는 것이다.

하지만 과일을 다른 음식과 함께 먹게 되면 살이 찌게 된다. 특히 식사를 하고 바로 과일을 먹는 것은 살이 찌는 원인이 된다. 맛있는 과일은 순수하게 그 자체로 즐기는 것이 날씬한 몸을 유지할 수 있는 비결이다.

과일에 들어있는 많은 영양소를 맛없는 과일로 배를 채우면 금방 싫증이 난다. 질병도 함께 치유될 수 있는 식사를 하려면 내 입맛에 맞고 즐겁고 행복하게 먹을 수 있는 과일을 선택해라. 단 과일 값에 망설이지 마라. 아파서 병원비 내는 것보다 훨씬 경제적이다. 여하튼 과일은 잘 익고 싱싱한 상태로 먹는 것이 건강에도 좋다. 이왕 생채식을 하려면 달콤하고 맛있는 과일을 껍질째로 꼭꼭 씹어먹는 습관을 들이기 바란다. 시간이 지나 생채식 고수가 되면 자연히 내 몸에 맞는 스타일로 건강을 이어나가리라 믿는다.

하루 한 끼라도 꼭 생채식을 하라

우리는 해결할 수 없을 때 문제라고 한다. 해결할 수 있으면 문제가 되지 않는다. 우리가 이미 질병을 앓고 있는데 어떻게 해결할 수가 없어서 병원을 찾고 약을 먹게 된다. 그렇다고 처방된 약이 해결하는 데는 한계가 있다. 그럼 어떻게 해야 하나. 먼저 자신을 돌아봐라. 아침에 눈을 뜨고 밤에 눈을 감을 때까지 자신에게 무엇을 했는지를 생각해봐야 한다.

자신은 자신이 제일 잘 안다. 남편이 나를 더 잘 알고, 내 아내가 나를 더 잘 안다고 착각하지 마라. 내 안의 나라는 존재가 분명 있는데 모른다는 것은 자신을 방치했다는 것이다. 그저 남 생각만 하고 남들처럼 살려하고 남에 의지한 채 자신은 당연히 내 몸에 있을 것이라고 관심을 두지 않은 것이다. 그렇게 방치된 채 남은 것은 아픔과 두려움과 불안과 허전함을 겸비한 질병밖에 없다. 나란 존재를 잊은 지 오래되었기 때문이다. 누구를 위해 인생을 살아왔는지 의문이 든다.

나폴레옹은 이렇게 말했다. "비참한 운명의 원인은 나 자신이다. 불행에 대해 책망할 사람은 나 자신밖엔 없다." "내가 나의 최대 적인 것이다."

삶은 언제나 내가 원하든 원치 않던 문제에 부딪힌다. 갑자기 건강진단 결과 당뇨약을 먹어야 한다고 하기도 하고 원인 모를 암 진단을 내리기도 한다. 준비되어있지 않으면 항상 문제를 어떻게 해결해야 할지 눈앞이 깜깜해진다. 어느새 정신을 차려보면 나의 과거가 물밀 듯이 밀려오기 시작하는 것이다.

나의 손윗 시누이는 굉장히 가정을 잘 돌보고 자신의 건강도 챙기는 분이시다. 수영도 하루도 빠지지 않고 운동을 하고 주말이면 늘 고모부와 함께 등산을 다닐 만큼 항상 건강에 대해 생각하고 움직이던 분이다. 돈도 허투로 쓰지 않고 알뜰하게 가정을 이끌고 가셨다. 특히 음식도 손수 도라지를 까서 조리를 하실 만큼 정성이 가득 들어간 음식과 몸에 좋은 채소들을 매일 가족들과 함께 나누고 계셨다.

그런데 건강검진 결과 몸 안에 나쁜 혹이 있어서 떼어내는 수술을 해야 한다고 했다. 시누이는 건강을 위해 몸에 좋은 채소들을 먹고 현미밥으로 지어서 먹을 정도로 자신을 관리했는데 수술이라는 말에 허탈한 기분이 들어 많이 우셨다고 한다. 몸에 좋은 것도 다 필요없고 그동안 먹고 싶어도 참았던 과자를 몽땅 사서 드셨다고 한다. 허탈감이 들었던 것이다.

건강은 자신할 수도 없고 그렇게 해서도 안 된다. 언제 어디서 무슨 일이 일어날지도 모른다. 하지만 너무 깊이 고민할 것도 아니다. 고민한다고 해결될 것도 아니기 때문이다.

어떤 완치된 암 환자는 자신의 의식 속에 '나는 암과 함께 살고 있다'라고 하며 그냥 공생하는 친구가 되어 마음을 비우고 살았다고 우리 몸 안에는 누구나 암이라는 존재가 있는데 나타나고 안 나타나고의 차이일 뿐 그냥 가볍게 생각하면 크게 걱정할 일이 아니라고 했다. 이런 긍정적인 마음가짐이 병도 치유할 수 있다. 잘되는 생각만 하면 진짜 잘된다. 자신 안에 부정적인 마음들이 막 올라오더라도 자신에게만은 긍정적으로 말을 걸고 대답을 해주고 감사함을 되뇌이면 문제될 것은 하나도 없다. 이미 마음이 탄탄해졌기 때문에 내 안의 병도 무뎌져 갈 것이다. 탄탄한 마음을 위해 부단히 연습하는 것은 기본이다. 마음의 훈련을 해야 내 건강도 잘 이겨낼 수 있고 더 건강해질 수 있다.

나는 처음 생채식을 시작할 때 하루 한 끼만이라도 할 수 있으면 성공하는 거라고 생각했다. 그만큼 실천이 어렵다고 지레짐작하고 겁을 먹었다. 마음을 먹지 않으면 모든 일은 일어나지 않는다. 마음이 동해서 시작한 첫 한 끼는 상상외로 만족감이 높았다. 평소에 먹던 밥이 생각나지 않을 정도였다. 이 정도면 일주일도 할 것만 같았다. 달콤하게 퍼지는 과일 향과 쓰지만 상큼했던 잎채소, 힘든 과정을 거쳐 씹은 현미까지 맛이 아주 탁월했다. 별거 아닌 것이 별개가 되어버렸다. 생으로만 섭취하고 있는 내가 엉뚱하기도 하고 파격적이라고 느끼기도 했다. 하지만 그 엉뚱함 속에는 굉장한 치유의 향기가 있었다. 내 식습관의 변화는 거기서 시작되고 변화되기 시작한 것이다.

머리가 맑고 몸이 가벼우니 새벽에 일어나도 전혀 졸리지 않게 되었다. 생식을 하니 호흡에도 집중이 잘되었다. 아침 명상호흡도 곧 백일을 채우게 된다. 호흡을 의식적으로 배우기 위한 계획이었다. 호흡을 제대로 하니 참 편안하고 깊이가 느껴진다. 기간을 정해놓고 실천을 하니 의식적으로 생각이 나면 호흡을 깊게 들이쉬고 내쉬고를 하게 되었다. 호흡이 깊어지니 마음의 안정이 찾아왔다. 머리 순환도 빨라졌다.

피곤할 때 먹었던 영양제는 아예 생각도 나지 않는다. 한번씩 음주할 일이 있어도 그 다음 날은 과일 몇 조각으로 거뜬해진다.

로푸드로 먹는 한 끼의 생채식으로 머리가 맑아지니 자연히 긍정적인 마인드가 서고 온순한 사람으로 변해가고 있었다. 이유를 댈 것도 없이 이제 칼날을 세우고 싶은 생각이 들지 않는다. 머리가 맑아지니 몸까지 가벼워졌다. 원래 근거 없는 자신감이 있었지만 생채식 두 끼는 맑은 머리로 좋은 판단을 할 수 있는 힘이 생기는 듯했다. 올해는 많은 일을 하는 것도 중요하지만 맑은 머리로 현명한 판단을 하는 한해를 만드는 계획을 세워본다. 최상의 컨디션을 갖추기 위한 최고의 식단과 함께해서 기쁘다.

이런 점을 남편이 그대로 보고 느끼고 있었다. 더 이상 나를 이상한 사람으로 바라보지 않는다. 나를 어느 정도 믿기 시작했다. 하지만 남편이 지금까지 해오던 생활습관과 식습관을 한순간에 중단할 수는 없다. 다행인 것은 불만 섞인 소리 대신 "사람이 밥을 먹어야지"에서 "나도 과일 먹을래"로 바뀌어 갔다. 나는 절대로 남편에게 생채식을 강요하지 않았다. 그저 내가 먹는 것에만 잔소리를 안 했으면 하는 바람이었다. 추천은 해줄 수 있지만 각자 자신의 스타일에 맞게 하는 것이 맞다고 생각한다.

하루는 남편이 아침에 일어나 속이 편하지 않다고 밥 대신 과일을 찾았다. 그 후 속이 편해지고 며칠 후 체중까지 내려갔다. 믿거나 말거나 할 것 없이 자신도 아침에는 과일을 달라고 했다. 요즘은 헛배가 안 부르고 속이 편하다고 하면서 직접 아침을 멋지게 준비하기도 한다. 말하지 않아도 사과, 배 한 상자도 거뜬히 사들고 오는 센스도 발휘한다. 몸무게도 3kg이 빠졌다. 많이 먹어도 1kg 왔다 갔다 할 뿐 크게 늘지 않는다. 지금 남편의 몸 안에서는 자연의 음식이 몸 안에 서식하고 있는 독소를 서서히 밀어내고 있는 중이다. 하루 한 끼라도 먹으니 효과가 바로 나타나고 있다. 아직도 독소 덩어리인 고지혈증과 통풍이 남아있지만, 어느새 그것도 노폐물이 비워지고 좋아질 것이라고 생각한다.

누구나 쉽게 다가갈 수 있기 때문에 마음만 가지면 언제든 하루 한 끼만이라도 아침이던 점심이던 생채식으로 준비해서 건강의 효과를 보길 바란다. 생채식은 내가 경험한 것 중 제일 위장이 편한 식단이다. 나머지는 자유롭게 일반식 그대로 하면 절대로 음식의 동경에 대한 스트레스는 없을 것이다.

생채식 식단은 소스도 필요 없고 양념도 필요 없고 뜨겁게 데울 필요도 전혀 없다. 그 자리에서 바로 그냥 자연 그대로를 섭취하면 된다. 단 냉장고에 보관해두었던 과일과 채소는 하루 전에 미리 상온에 꺼내놓고 먹기를 바란다. 너무 차가운 것은 몸에 해가 되기 때문이다. 하루 전 꺼내놓고 상온에 맞추어 먹으면 좋다.

겨울에 생채식할 때는 너무 차가우면 맛이 나지도 않을뿐더러 건강에도 좋지 않으니 되도록 냉장고에서 금방 꺼낸 과일은 피하는 것이 좋다. 반면 여름에 하는 생채식은 가장 맛있고 쉽게 다가갈 수 있을 것이다. 갈증이 난 체내에 많은 수분을 공급하게 된다. 더위도 걱정 없다.

나는 생채식한 지 2년이 채 안되지만 하루도 빠지지 않고 하루한 끼라도 실천을 하려고 노력하고 있다. 그 영향으로 남편도 생채식을 시작하고 딸도 생채식으로 질병을 치유하고 있으니 얼마나 다행인지 모른다. 약 없이 치유되고 있다는 것이 믿기질 않을 정도다.

생채식을 하지 않았으면 나 역시 만성비염에, 소화불량에 시달리며 '내 몸은 원래 그렇다'고 안일하게만 생각했을 것이다. 오늘은 뭘 해 먹을까라는 걱정도 줄어 마음도 가볍다. 나의 자유로운 삶은 복잡함에서 내려와 두 끼의 간소함을 실천하는 중이다. 그 두 끼의 간소함에 인생의 가치를 담아 세상 사람들과 함께 나누고 싶은 마음이다.

나머지 한 끼는 자유식을 마음껏 즐기자

사람은 본능적으로 먹는 욕구를 끊임없이 갈구한다. 생명을 유지하기 위한 본능일 수도 있고 먹는 것에 대한 집착일 수도 있다. 우리는 보통 입이 즐거운 음식을 통해 기쁨을 느낀다. 맛집 탐방을 기웃거리든지, 제철 음식을 공수해 가족들이 함께 모여 담소를 나누는 게 큰 기쁨이다. 우리가 요리 프로그램을 즐겨 보고 요리하는 동영상을 보며 내리만족을 느끼는 것도 본능적인 것을 추구하기 위해서다.

한 주간 힘들게 일을 하고 주말이 되면 우리 부부는 가끔 맛집을 찾았다. 힘들게 보낸 한 주를 자신에게 보상을 해주기 위해 주말만큼은 색다르고 안 먹던 음식을 먹으러 다녔다. 특별한 것은 없지만 다른 환경에서 색다른 것으로 미식을 즐기고 오면 일주일이 마무리가 되고 충전이 되는 기분이었다. 대체로 사람들의 삶은 먹는 것으로 휴식을 취하고 보상을 하며 욕구를 채우고 있다.

음식은 삶에 큰 즐거움 중 하나다. 일생의 즐거움 중 먹는 즐거움이 차지하는 비중이 70% 라고 한다. 맛있는 음식이 있으면 즐겁고 행복한 기분으로 가득하다. 그래서 먹방으로 사람의 심리를 자극하는 것 같다. 하지만 나이가 들어갈수록 먹거리의 가치에 중요성을 담게 되었다. 먹거리가 내 몸에 유익한지 아닌지를 먼저 생각해보고 먹게 되었다. 맛만 쫓다가 건강을 잃어버릴까라는 노파심도 들었기 때문이다. 세월은 어쩔 수 없나 보다.

나는 평소와 같은 식습관을 버리고 생채식을 고른 이유가 있다. 하루 한 끼는 내가 먹고 싶은 걸 자유롭게 마음껏 먹을 수 있다는 것이다. 보통 사람들은 하루 한 끼나 두 끼 생채식을 하고 나면 저녁에는 일반식에 대한 동경이 있다. 몇 날 며칠을 생식만 한다는 것은 굳은 결심이 아니면 도저히 실천하지 못할 것이기 때문이다. 생식에 아직 익숙하지 못한 나에게는 인고의 시간이 필요했다. 아마 삼시 세끼 모두 생채식을 하라고 했으면 중간에 포기하는 확률이 높았을 것이다. 처음 시작하는 분들은 온종일 완전 생채식을 하려는 욕심은 버리고 하루 한 끼부터 시작하는 것이 오래할 수 있는 방법이다.

건강을 위해 시작한 생채식이지만 과일과 채소를 하루 세끼를 다 먹는다는 것은 초보자들에게는 쉽지 않은 도전이다. 나같이 의지가 미약한 사람은 더 갈등이 심할 것이다. 하지만 생채식은 하루 한두 끼만 먹어도 몸의 변화를 느낄 수 있다. 일반식 한 끼를 먹어도 생채식 한두 끼가 독소를 해결해준다.

처음 시작할 때는 의욕에 불타올라 아침, 점심, 저녁 삼시 세끼를 생채식으로 먹었다. 3일째까지는 할 수 있을 것 같은데 그 이후로는 조금씩 자신이 없어지면서 일반식 생각이 많이 나기 시작했다. 그리고 저녁은 유혹의 손길이 너무 많았다. 모임도 있고 저녁에는 가족이 함께 모여 식사할 때가 많아서 하루 세 끼 생채식은 무리였다.

모임이나 명절 때 사람이 많이 모여 식사를 할 때는 유별나게 행동하지 않았다. 그 분위기에 맞춰 더 맛나게 먹었다. 하지만 갈수록 일반식이 입안에 들어오면 맛있다는 생각이 들지 않았다. 좋아하던 육류도 많이 먹을 것 같은데 조금만 먹고 나면 손이 서절로 내려졌다.

하루는 생채식을 하루 두 끼하고 난 후 저녁에 도넛을 한 개 먹었는데 입안 가득 기름때가 묻은 것처럼 텁텁한 기분이었다. 평소에 느끼지 못한 예민한 부분까지 느껴지기 시작했다. 생채식에 점점 익숙해지다 보니 입맛도 올바르지 않은 식품에 바로 반응을 했다.

　일반식은 자유롭게 편하게 먹고 싶었다. 나에게 주는 보상이라고 생각했다. 그래야 다음 날 다시 생채식을 할 수 있기 때문이다. 하지만 일반식을 먹을 때 식욕이 막 살아날 것 같은 기분으로 먹었는데 현실은 그렇지 않았다. 많이 먹고 싶은 마음은 있는데 실제 입맛은 예전 같지 않았다.

　그래서 일반식 메뉴도 서서히 바뀌는 중이다. 자주 먹던 동물성 식품에서 예전에 맡지 못했던 냄새가 많이 났다. 내 몸에서는 텁텁한 동물성 식품 대신 청량감 있는 아삭함이 필요했다. 햄버거, 피자는 자연히 눈길이 가지 않게 되었다. 일반식도 이젠 튀긴 요리, 면 요리 외에 채소가 듬뿍 나오는 샤브샤브가 입맛에 맞았다. 싱그런 채소만 봐도 저절로 식욕이 돋는 듯 했다. 하지만 채소만 많이 먹어서도 안 된다. 나는 평소에 10장 이내의 채소와 과일, 현미를 먹고 있다.

　나머지 한 끼는 일반식을 맘껏 즐긴다는 기분으로 생채식을 하면 부담이 없어 시도하기가 훨씬 편하다. 그러면서 차차 일반식이 멀어지는 결과가 나타나는 기이한 현상을 경험할 수 있을 것이다. 내 의지와는 상관없이 예전 입맛은 사라지고 맑고 정화된 것으로 자신의 몸을 지키기 위해 몸이 알아서 반응한다. 생채식은 말 그대로 위대한 자연이었다.

하루 한 끼의 자유식은 꽉 짜인 하루 프로그램 안에서 잠시 쉬게 해주었다. 그로 인해 생채식에 더 젖어들게 만드는 원동력이 되어주었다. 왜냐하면 일반식을 즐기지만 먹고난 후 불편함을 금방 알아채기 때문이다. 그러니 먹는 부담감은 내려놓고 하루 한 끼 정도는 일반식을 먹고 싶을 때 마음껏 먹는 자유를 주어라.

사람이 불안하고 스트레스가 있는 상태에서 음식을 먹으면 거의 90%는 흡수가 안 되거나 체해버린다. 내려가는 음식물이 스트레스로 인해 장기가 위축되기 때문이다. 인체는 정말 불가사의하다. 마음이 상하면 뇌가 바로 반응을 한다. 그리고 위장을 쪼그라들게 해서 먹었던 음식을 체하게 만든다. 이것이 자주 반복되면 몸은 점점 불편해지고 소화불량에 걸리는 것이다.

생각이 복잡하면 마음도 불안하게 되고 하는 일도 자꾸만 꼬이게 된다. 생각이 또다른 생각의 꼬리를 물고 늘어나면서 자신의 몸은 점점 쇠약해지게 된다. 이제 가치도 없는 생각은 내려놓자. 생각을 올바르게 하고 여유를 가지고 식사를 하다보면 얽혀 있었던 일도 술술 잘 풀릴 것이다.

우리는 식사할 때 아무 사람이나 하지 않는다. 불편한 관계에서는 하루 한 끼도 무겁고 힘들다. 식사는 편하게 먹어야 음식이 피가 되고 살이 된다.

　요즘은 개인생활을 우선하는 사회적 환경으로 혼자 먹는 혼밥이 일상화되었다. 하지만 혼자 먹더라도 즐겁게 먹어보자. 집에 있는 엄마들처럼 귀퉁이에 서서 대충 때우기식 식사는 그만. 조금은 귀찮더라도 두세 가지 반찬을 집에서 제일 비싸고 예쁜 그릇에 조금씩 담아보자. 식탁 한 켠에는 꽃으로 밝게 분위기를 살리고 의상도 집에서 가장 마음에 드는 옷으로 갈아입고 우아하게 먹어보자. 잔잔한 음악과 함께 하는 한 끼 식사로 자신의 품격을 높여보는 것이다. 따로 맛집을 가지 않아도 충분할 것 같다. 한 번씩 자아도취에 빠져보는 것도 삶의 윤활유다. 주말 아침에는 당연히 멋진 컬러가 돋보이는 생채식으로 식단을 만들어보는 것이다.
　내 건강을 지키는 것은 내가 먹는 식습관부터 관심을 돌려보면 된다. 내 몸이 예전 같지 않다면 내가 무엇을 먹고 있는지부터 체크해보자. 평소에 좋아하던 음식이라도 내 몸을 위해 줄여나가는 방법을 취하자. 독소가 가득한 음식의 비중이 많다면 음식의 양을 빼는 것부터 시작해야 한다. 내 몸의 독소는 평생 관리해야 할 부분이다. 음식물을 먹는 우리에게는 매일 독소와 노폐물이 쌓일 수밖에 없기 때문이다.

　이제는 하루 두 끼 생채식으로 인해 몸이 정화되고 있다는 자신감이 생긴다. 나잇살로 불어난 뱃살조차 견디지 못해 빠지는 중이다. 내 몸은 언제 좋아질까라는 조급한 마음은 내려놓자. 그동안 질병이 만들어진 시간이 얼마나 많은데 단시간에 좋아질 수 있을까는 지나친 욕심이다.

점이 모여 선이 만들어지듯 하루하루 꾸준히 조금씩이라도 건강을 실천해보자. 정성을 들인 음식에서는 향이 다르고 맛이 다르다. 자신의 건강을 위해 시작한 생채식은 질병 없는 노후를 맞이할 수 있는 친구가 되어줄 것이다. 하루 한 끼의 자유식도 거뜬히 정화할 수 있는 강한 몸이 만들어지고 있음에 감사하는 하루를 보내자.

의사도 못 고친 비염, 생채식이 고친다

매일 같이 바쁘게 살아가는 삶 속에 누구나 건강한 삶을 추구한다. 의학 발달과 문화 수준은 더욱 높아지고 삶의 질은 향상되고 있다. 그에 반해 현대인들의 고질병은 알게 모르게 하나씩 늘어만 가고 있다. 정작 본인들은 자신의 건강이 무엇이 문제인지도 파악하지 못하고 있다.

결혼 후 첫 아이를 임신했을 때다. 보통 임신 중 엄마가 어떻게 하느냐에 따라 아이에게 미치는 영향이 크다. 올바른 식습관과 생활방식에 따라 태아의 성향이 판가름 날만큼 임신부의 역할이 상당히 크다. 귀중한 하나의 생명이 어떤 아이로 태어나느냐는 태교에 달려있다는 것을 성장한 아이를 보며 절실히 느끼고 있다.

요즘에는 태교 여행이라는 것도 가고 임산부를 위한 올바른 식습관부터 운동하고 호흡하는 법부터 많은 태교 방법이 나와 있다. 사회가 그만큼 발달해서 최적의 상태에서 뱃속 태아를 잘 키울 수 있는 여건이 만들어져있다.

나는 아이를 가졌을 때 늘 먹던 동물성 식품 아니면 밀가루 음식을 자제하지 않고 당기는 것만 먹었다. 특별하게 태아에게 좋다는 것을 챙겨 먹지 않았다. 그리고 태교 수업을 따로 할 만큼 정성을 들이지는 않은 것 같다. 그 와중에 뜨개질할 생각은 어떻게 했는지 지금 생각하면 엉뚱하기도 하다.

몇 달 동안 실타래를 풀어가며 큰 작품을 하나 만들어냈다. 목과 어깨도 아프고 털 때문에 먼지가 날려서 한번씩 재채기도 했다. 뱃속 아이를 위해서는 그런 불편함은 감수할 수 있다고 생각하고 끝까지 완성을 시켜 대작을 만들었다. 문제는 아이를 출산하고 알레르기 반응이 나타났다.

휴일에 대청소를 할 겸 옷장 정리를 하게 되었다. 옷에서 날린 먼지 때문에 자꾸만 재채기가 났다. 심해지니까 콧물까지 흘러내렸다. 그 뒤부터 작은 먼지만 나도 재채기가 나왔다. 처음에는 감기라고 생각하고 병원에 갔는데 비염이라고 했다. 몇 달 동안 뜨개질하면서 날렸던 미세한 털 때문이 틀림없었다.

특히 환절기에 심하게 나타났다. 아침저녁으로 일교차가 크니 증상이 더 심해졌다. 약을 먹어도 그때뿐이었다. 몸이 피곤하면 바로 증상이 나타났다. 옷이나 이불이라도 내 옆에서 터는 날은 자기 전까지 콧물과 재채기로 고생을 했다.

비염은 심신을 지치게 만든다. 심해지면 일상생활이 안 될 정도로 불편함이 극에 달한다. 특히 컨디션이 안 좋거나 스트레스를 받을 때 더 심해지는 증상이 나타난다. 맑은 콧물이 자신도 모르게 흘러내리고 재채기도 동반되어 온종일 힘들다. 거기다 두통이 심하게 온다. 병원에서는 쉽게 나을 수 있는 질병이 아니라고 할 뿐 급할 때 약만 먹으라고 한다.

눈치 없게도 비염은 명절이나 집안에 제사가 있는 날은 어김없이 나타나 나를 힘들게 했다. 음식 장만한다고 그렇지 않아도 힘이 드는데 비염까지 발동하면 나는 완전히 녹초가 되고 만다. 환경이 바뀌거나 피곤함과 스트레스가 비염의 증상을 더 악화시키는 것이다. 알레르기 약이라도 한 알 먹고 나면 그나마 안정을 찾는다. 직접 겪어보지 않으면 심한 정도가 얼마나 힘이 드는지 모른다.

곁에서 지켜보는 가족들도 안쓰러워 어찌할 바를 몰랐다. 시어머니가 비염에 좋다는 탱자진액도 손수 만들어주셨다. 시누이까지 목련꽃, 작두콩을 차로 달여 마시면 좋다고 해서 보내주셨다. 하지만 그것도 소용이 없었다. 말 그대로 고질병이라 낫지 않는다고 생각하고 포기를 했다. 코안에 뿌리는 스프레이까지 안 해본 것 없이 다 해본 것 같다.

비염은 열 사람 중에 한두 사람이 걸릴 정도로 우리 주변에 흔하게 퍼져 있다. 그에 반해 비염이 좋아졌고 나았다는 사람은 본적도 없고 들은 적도 없는 것 같다. 비염의 원인이라고 할 수 있는 오염된 실내공기, 잘못된 식습관 등 여러 가지 방법을 이야기하지만 늘 제자리만 맴돌 뿐이다. 의사 약사도 낫는 법을 모른다.

그런데 생채식을 하는 중간에 나의 비염 증상이 사라졌다. 나 역시도 의식하지 못하는 사이에 놀라운 반응이었다. 환절기가 와도 별 이상은 나타나지 않았다. 어김없이 나타나던 비염이 작년 명절 때도 조용했다. 치료를 따로 한 것도 아니고 약을 별도로 먹은 것도 아니었다.

내가 비꾼 것은 식습관만 달리했을 뿐이다. 되도록 일반식은 한 끼로 만족하고 식이섬유가 풍부한 과일과 야채 위주의 식사를 했다. 생식으로 식단을 하다 보니 자연히 일반식에도 밀가루 음식과 가공육은 멀리하게 되었다. 생채식하고 일 년이 넘는 동안 한두 번의 비염 증상은 살짝 나타났다. 콧물 정도만 흐르는 가벼운 증상으로 지나갔다. 지금 현재는 나타나지 않고 있는 상태다.

비염은 사람을 예민하고 까칠하게 만든다. 코가 막히고 두통까지 있기 때문에 자기 스스로 의기소침해져서 신경이 날카롭다. 요즘은 공부하는 청소년들도 비염이 많다. 더욱 예민하고 까칠해져 부모들이 신경을 곤두세우고 있다. 이런 아이들에게도 추천할 수 있는 것이 생채식 식단이다. 과일과 채소는 아이들이 쉽게 접근하기는 어렵다. 하지만 내가 먼저 생채식으로 바꾼 후 아이들에게도 함께 먹을 수 있는 환경을 만들어보자. 육류만 찾던 아이들이 조금씩 입맛이 변해가는 것을 볼 수 있을 것이다. 내 딸도 몇 달 하고 나니 혹 아침에 과일을 주지 않으면 먼저 찾게 되었다. 갑자기 바뀌는 것보다 서서히 식탁에 과일과 채소를 올려 익숙해지게 만들어라.

고혈압, 당뇨, 암과 같은 질환은 거의 사람들이 유전이라고 단정짓는다. 보통 가족력으로 어느 부위가 취약할 수도 있다. 하지만 질병이란 타고 나는 것보다 지금껏 해왔던 습관에 있다. 올바른 식습관을 실천하고 충분히 예방하면 유전적인 상황은 일어나지 않을 것이다.

이제는 치료보다 예방을 먼저 생각해야 한다. 자라나는 아이들부터 먹는 식습관을 자연과 가까운 것으로 돌려 피곤한 삶을 겪지 않게 해야 한다. 사람들이 우울하지 않고 편안하고 안정적이고 유순한 성격을 위하는 길은 자연식밖에 없다.

작년 봄에 아파트 뒤쪽에 작은 텃밭을 만들었다. 푸른 채소를 직접 길러보고 싶었기 때문이다. 이른 봄에 모종을 하나씩 사 모으기 시작했다. 상추, 케일, 비트, 이름 모를 쌈채소를 흙을 파서 딸와 함께 심었다. 비가 오고 시간이 지나니 모종이 제법 커져 있었다. 그런데 유독 케일에만 진딧물이 생겼다. 유기농 채소를 먹고 싶어서 길렀는데 남편은 약을 뿌리라고 했다. 시중에 나오는 몇 종류는 어쩔 수 없이 약을 칠 수밖에 없음을 알았다. 유기농은 저만치 멀어졌지만 믿을 수 있는 채소를 가족과 함께 먹을 수 있어 안심이었다. 시중에 파는 채소와는 사뭇 다르게 고소함과 씹는 질감이 달랐다. 이렇게 직접 자연식과 접할 수 있는 환경을 주는 것도 고질병을 치유할 수 있는 하나의 방법이다.

우리는 건강 문제를 환경 탓, 유전 탓으로 돌린다. 내가 겪고 있는 질병을 아이들에게 전해주지 않으려면 자연과 가까운 환경부터 만드는 게 우선이다. 이렇듯 직접 보고 만지고 그것을 먹어보게 하는 작은 간접 체험들이 아이들의 건강을 위해 필요하지 않을까 생각한다. 건강의 상식도 밥상머리에서 함께 이야기해보는 것도 아주 좋은 방법이다.

나는 아직 생채식한 지 2년도 채 되지 않는다. 하지만 생채식 시작한 지 얼마 되지도 않았는데 비염이 완화되고 있다는 것은 최고의 기적이다. 꾸준히 먹다보면 충분히 나을 가능성이 있다는 것이다. 몇 년이 아니라 2년만 지나도 완치될 것이라고 나는 믿는다. 자연은 거짓말을 하지 않기 때문이다. 의사가 처방해준 약도 이제는 필요 없다. 자연에서 얻은 생식만이 비염을 치료하는 유일한 방법이라고 나는 자신 있게 말할 수 있다.

오래 씹을수록 독소가 사라진다

한국의 오드리 햅번(Audrey Hepburn)으로 불리던 영화배우 윤정희 씨는 그 시대를 화려하게 빛낸 한 사람으로 주목을 받았다. 아름다운 인생만 살 것만 같은 사람이 치매에 걸렸다는 기사가 떴다. 그리고 치매로 인해 가족으로부터 외면당하고 방치된 인생이 그려내는 결과를 기사화했다.

한 사람의 인생을 완전히 바꿔버리는 무서운 치매는 오늘날 사람들의 큰 이슈가 되고 있다. 100세 시대에 치매는 암보다 더 흔한 질병이 되고 있다. 그만큼 우리 가까이에서 위험스런 존재로 두각되고 있다.

보통 건망증이 있으면 자신이 혹시 치매가 아닌가 하는 의심을 한다. 깜빡깜빡하고 기억력이 없어지면 치매라고 농담할 정도다. 기억력은 뇌와 관련이 있다. 치매는 바로 뇌신경이 사멸되는 것이다. 뇌가 노화되고 있다는 신호다. 우리는 태어나고 성인이 되어가면서 뇌의 인지능력이 점점 쇠퇴해간다. 쇠퇴해가는 뇌에 활성화를 위해서는 끊임없이 생각을 하고 학습을 통해 머리를 써야 한다.

뇌를 활성화시키는 방법 중 하나가 바로 구강 건강을 지키는 것이다. 구강 건강과 뇌 건강은 밀접한 관련이 있다. 입과 뇌가 가까이 있기때문에 입 속 세균이 뇌로 갈 수도 있다고 한다. 그러므로 나이가 들수록 칫솔, 치실, 치간치솔을 더 잘 사용해야 한다. 세균을 관리해야 치아도 튼튼하다. 치아로 씹는 과정에서 음식물의 영양분을 섭취할 수 있다. 입안이 청결하지 않으면 세균으로 인한 질환은 언제든 일어나게 된다. 그러니 구강 건강은 필수적인 건강관리가 되어야 할 수밖에 없다.

음식물을 오래 씹게 되면 뇌가 활성화된다. 뇌와 밀접하게 관계된 치매를 예방할 수 있다. 물도 씹어 먹으라는 말이 있듯이 많이 씹을수록 치매 예방에 아주 큰 도움이 된다. 현대인들의 빨리빨리 문화로 대충 씹는 식습관에 의해 치매가 더 많아졌을 가능성도 크다. 오래 씹지 않고 빨리 먹는 식사습관은 위도 상하게 하고 비만도 부추길 수 있으며 치매 가능성도 높이는 것이다.

생채식을 시작하면서 제일 힘들었던 점은 매일 단단한 현미를 씹는 것이었다. 원래 턱이 아플 정도로 질기고 딱딱한 것을 싫어했다. 오징어를 씹는 모습을 쳐다만 봐도 내 턱이 아렸다.

처음에는 딱딱한 생현미를 그냥 씹다가 너무 힘들어 물에 불려 겨우 먹을 수 있었다. 씹는 노력은 덜했지만 맛이 떨어져 더 이상 먹을 수가 없었다. 그 대신 물에 불리지 않고 한두 번 씻어서 물기를 뺀 후 먹는 방법을 취하고 있다. 하지만 아직도 현미 섭취는 씹는 과정이 서툴다.

요가 동작 중 고치법이라는 것이 있다. 입술을 닫은 채 윗니와 아랫니를 소리가 나게 딱딱 30번 정도 부딪힌다. 부딪히면 침이 고이기 시작한다. 그 침을 바로 넘기지 말고 여러 번 나눠서 넘기면 된다. 이 행위는 머리가 맑아지고 피로가 풀린다고 했다. 많이 부딪치면 부딪칠수록 좋다고 요가 선생님께서 강조했다. 원래 잇몸에 효과가 좋다고 해서 생각날 때 한 번 씩 하는 운동이다. 놀랍게도 생현미를 씹어보니 고치법과 일맥상통했다.

우선 생현미를 입에 넣고 이느 징도 불린 후 살싹 어금니로 눌러본다. 잘 눌러지면 맷돌에 콩을 넣고 갈 듯이 천천히 현미를 씹게 되면 침이 많이 나온다. 그 침을 바로 삼키지 말고 여러 번 나누어 삼키는 방법이다. 밥을 오래 씹으면 단맛이 난다고 한 것처럼 현미는 우유보다 더 단백하고 고소한 맛이 났다. 오래오래 꼭꼭 씹어야 그 맛을 확인할 수 있다. 이것이 몸속으로 들어가서 내 몸에 있는 독소들을 몽땅 정화시켜준다니 놀랍기만 하다. 옛날 선조들이 왜 꼭꼭 씹어 먹으라고 했는지 지혜를 엿볼 수 있다.

이제부터라도 현미, 채소, 과일의 고유의 맛을 음미하면서 천천히 꼭꼭 씹어 먹어보자.

동의보감에 의하면 아침에 일어나서 치아 마주치기를 수십 번 한 후 그 침을 삼키라고 했다. 침은 소화 작용을 돕고 꿀꺽 삼키는 동시에 눈을 맑게 하면서 건강을 유지하는 데 도움을 준다고 했다. 침의 성분에는 아밀라아제라는 소화효소가 들어있어 소화를 돕는다. 생현미를 씹으면 고소한 맛이 나는 것처럼 침에 있는 효소가 맛을 변하게 한다.

"밥 한 숟가락을 넣고 입안에서 백번 정도 우물거려 넘기면 건강식이 되고, 이백번 정도 우물거리다 넘기면 병을 치료할 수 있는 치유식이 된다."

"불치의 병에 걸려서 많은 약을 복용해도 안되어서 죽기만을 기다리던 사람들 가운데 다른 약을 다 끊고 오로지 현미잡곡밥과 생야채를 중심으로 천천히 침을 섞으며 보약을 먹듯 식사를 함으로써 완전히 새로운 건강을 얻게 된 사례도 있다."

이처럼 동의보감에서는 침의 효능과 우리 몸이 어떻게 치유가 되는지를 제대로 알려주고 있다.

한국인의 대표적인 특성 중 하나가 급한 성향이다. 경쟁 사회에서 누구나가 빠름에 익숙한 채 살아가고 있다. 그 생활에서 잠시 벗어나 자유를 찾아 자연 속으로 들어와 느림의 미학을 실천하는 사람도 간혹 볼 수 있다.

인생의 추월차선을 가는 것은 이해가 되지만 내 몸 속에 들어가는 음식까지 빨리 먹어야 하는 현실이 안타깝다. 사회현실이 그렇게 만들어놓으니 당연히 오래 씹고 있을 시간이 없다.

급식소에서도 마찬가지다. 많은 사람이 줄지어 서 있다. 앞에 사람이 빨리 먹어야 뒤에 사람도 앉을 자리가 있다. 편안히 씹을 시간이 없이 그냥 무조건 입에 넣어 배만 채우고 일어서야 한다. 사회적 여건이 이런데 건강을 위한 오래 씹기는 사실 불가능하다. 그 습관은 시간이 지나 여유가 있을 때도 씹지 않고 후딱 먹어버리는 결과를 가져온다.

빨리 먹는 것 자체가 체지방을 쌓이게 한다. 소화불량이 오는 것도 당연하다. 위장에 탈이 났다는 것은 음식을 잘 씹지 않았다는 증거이다.

15분 안에 끝내야 하는 점심은 오후에 식곤증을 유발한다. 몸 안에 흡수되지 않은 많은 음식물이 사람의 몸을 나른하게 하고 왠지 모를 피로함을 준다. 섭취한 음식들을 체내에서 분해하느라 너무 많이 에너지가 쓰인다. 그로 인해 자꾸만 졸리고 기운이 없어지는 것이다. 오전보다 오후가 집중도가 떨어지고 일의 능률도 떨어지는 원인이다.

일본이나 중국에서는 젓가락으로 밥을 먹는다. 젓가락으로 밥을 먹으니 당연히 천천히 먹을 수밖에 없다. 그런 우리나라도 젓가락을 사용하지만, 밥은 숟가락으로 먹는다. 그것도 퍽퍽 퍼먹어야 복이 있다고 말한다. 젓가락으로 먹고 있으면 깨작거린다면서 그날은 부모님께 혼나는 날이다.

우리 집에도 예외는 아니다. 남편과 아들은 정말 맛도 느끼지 못할 만큼 허겁지겁 음식물을 섭취한다. 입에 들어가면 목젖에 음식물이 내려 가는 게 보일 정도로 씹지 않고 넘긴다. 단번에 꿀꺽한다. 뭘 씹는지 알 수도 없다. 맛이라도 느끼면서 먹는지 의아하다. 여유라고는 전혀 없다.

남들이 보면 맛있게 먹고 좋기만 하다고 한다. 하지만 급히 먹으니 배부름도 잊은 채 당연히 과식을 하게 된다. 나 역시도 많이 먹지도 않지만 많이 씹지도 않는다. 배고픔을 못 이겨 급히 먹다 보면 잘 체하기도 하고 속도 더부룩하게 된다. 내가 그동안 속이 더부룩했던 것도 많이 씹지 않고 그대로 장 속으로 넣어 노폐물을 만든 결과다.

요즘 사람들은 단단하고 거친 음식 대신 부드러운 음식을 좋아한다. 하지만 부드러운 음식은 질병을 낳게 하고 거친 음식은 질병을 치유한다. 그러면서 나는 거친 음식을 거침없이 섭취하는 사람이 되어가고 있다. 식이섬유가 가득한 과일과 채소, 현미의 거친 음식을 오래 씹게 되면 많은 효소들이 내 몸에 있는 독소를 사멸시킬 것이다.

로푸드 디톡스를 실천하다

"로푸드는 뭐고, 디톡스는 뭐하는 거야?" 생채식에 관심이 전혀 없을 때는 이 말이 무슨 말인지 알 수 없었다. 우리나라에서 다이어트하는 사람들이 주로 하는 방법이라는 것밖에 모르는 문외한이었다.

로푸드(Raw Food)란 열을 가하지 않고 자연 그대로의 음식을 섭취하는 것이다. 로푸드 디톡스는 자연 그대로의 음식을 먹고 체내에 쌓인 독소를 제거한다는 것이다. 독소를 제거하면 자연히 다이어트도 된다. 그중 생채식은 대표적인 디톡스다.

음식은 어떻게 먹느냐에 따라 그 사람의 건강상태가 결정된다. 나는 하루 한 끼나 두 끼를 꾸준하게 1년 이상 생채식을 해왔다. 여러 가지 종류의 과일과 채소로 아침, 점심을 거르지 않고 먹었다. 처음 한 달 가까이 되니 여러 가지 난관들이 발생했다. 일주일 동안은 배변활동도 활발하더니 그 후로는 변비가 생기고 한번씩 복통이 일어났다. 이것은 생채식으로 인한 몸속 정화가 되려는 이상반응 현상이었다. 그 이후로는 컨디션이 아주 좋아졌다.

이전에는 조금만 먹어도 배가 찼는데 생채식은 얼마든지 먹을 수 있었다. 그래도 전혀 부담이 가거나 몸이 불편하지 않았다. 오히려 살이 빠지고 변비가 해결되었다. 초기 생채식 시작할때 갑자기 3kg가 빠져서 몸에 이상이 생긴 줄 알았다. 사실 겁이 나기도 했다. 하지만 그건 노파심이었다. 몸 안에 있던 노폐물들이 빠지고 있다는 증거였다. 배변 활동이 활발해지니 몸이 맑아지고 정신까지 맑아졌다. 몸에 활력이 생기니 걸음걸이 자체가 가벼웠다. 그 많은 독소들에 의해 내가 그만큼 가볍지 않게 살아왔다는 증거다.

남성, 특히 여성들은 체중감량에 피나는 노력을 한다. 세상에 다이어트 식품과 다이어트 관련 제품들을 모아보면 엄청난 규모일 것이다. 그렇게 엄청나게 쏟아져 나오는 제품 중에 몇 개나 효과가 있고 효과를 봤을까 의문이 든다.

이것저것 안 해본 다이어트가 없을 정도로 사람들은 체중감량에 관심이 높다. 먹는 즐거움을 어떻게 할 수 없어 1kg은 식은 죽 먹듯 늘어난다. 반면 그 1kg을 빼기 위해서는 필살기를 하지 않으면 다시 제자리걸음이다. 여자들은 꿀 같은 간식의 유혹을 뿌리치지 못해 먹고난 후 후회를 한다. 그 간식들이 하나같이 달콤하고 기름진 음식들이다.

결혼 전부터 나는 몸 관리에 항상 신경을 썼다. 날씬해지고 싶은 욕망이 컸다. 관리하면서 지금까지 몸무게 변동이 거의 없을 정도였지만 체중계의 숫자는 더 이상 내려가지 않았다. 그만큼 몸이 거북한 상태를 싫어했다.

임신하고 나서도 마찬가지였다. 그때도 살이 찌면 안 된다는 강박에 많이 먹으라는 소리는 듣지 않았다. 초기에 입덧을 하면서 딱히 먹고 싶은 것도 없었지만 다른 임산부들처럼 무작정 몸에 좋다고 많이 먹지 않았다. 대신 몸은 가볍게 만들었다. 임신 8개월 때도 뛰어다닐 정도였다. 입맛이 당기는 음식은 고작 냉면과 순대밖에 생각나지 않았다. 늦은 밤이라도 순대가 먹고 싶다고 하면 헐레벌떡 사왔던 남편이었는데. 최고로 대접받을 때를 놓쳐버렸다. 지금 생각하면 "태아에게도 좋은 달고 맛있는 과일이라도 배부르게 먹을걸" 하며 후회가 된다.

임산부는 불러온 배로 인해 많은 불편감이 따른다. 그 불편함을 참을 수 있는 것은 태아를 위한 예비 엄마의 배려이고 아기에 대한 사랑이 있어서다.

그 불편함을 조금이라도 덜기 위해 효소가 가득한 생채식을 했더라면 어땠을까. 제일 먼저 임산부의 애로사항이라고 할 수 있는 변비부터 해결된다. 풍부한 식이섬유가 장을 활발히 하는 역할을 해서 편안한 환경에서 태교할 수 있다는 장점이 있다.

임산부들에게 필요한 주요 영양소가 들어있고 효소도 풍부해서 아기 면역력에도 탁월한 선택일 것이다. 태어나는 아기는 아토피가 발생하는 수치도 현저히 낮아질 것이다. 배부르게 맘껏 먹어도 속이 불편하지 않고 효과를 최대로 누릴 수 있는 게 바로 한 끼 생채식이기 때문이다. 예민해져 있는 임산부에게 자연식은 마음의 안정까지 되찾게 하는 효과가 있다.

주위에 임산부가 있다면 하루 한 끼만 효소가 가득한 생채식을 권한다. 현명한 엄마라면 항상 공부하고 최적의 몸을 위해 노력을 해야될 필요가 있다.

자연의 섭리를 대표하는 잉태. 그 속에서 자란 태아와 엄마가 자연의 영양분을 먹게 되면 이렇게 될 것인지 생각해보자.

1. 지구의 환경이 변하게 될 것이다.
환경오염을 시키는 주방세제는 필요치 않는다. 과일과 야채는 흐르는 물에 1분 정도 담가놓기만 하면 된다.

2. 임산부 변비가 해결된다.

효소 가득한 재료로 노폐물과 독소가 사라진다.

3. 음식쓰레기가 거의 나오지 않는다.

자라나는 아이들에게 쾌적한 환경을 조성할 수 있다. 환경이 깨끗해지면서 미래의 아이들에게 나쁜 환경을 미리 막을 수 있다.

4. 요리시간이 짧아 스트레스가 쌓이지 않아 태교에 좋다.

예쁜 것만 보고 좋은 것만 먹으면서 짧은 시간에 에너지 소모가 적어 스트레스를 받지 않을 것이다.

5. 아토피가 발생할 확률이 현저히 낮아진다.

생채식은 아토피 자체를 만들지 않는다. 아토피는 동물성 식품과 가공 식품이 주범이다.

하루 한 끼만이라도 실천한다면 임산부와 태아의 건강에 큰 도움이 될 것이다. 이렇게 태어나는 생명은 온화하고 밝고 깨끗한 성품으로 지구를 살리는 데도 이바지할 것이라고 믿는다.

로푸드는 쉽게 먹을 수 있어 좋다. 그래서 여자들이 더 선호하는 것 같다. 조리과정 없이 편하게 먹게 되니 어디서나 누구나 쉽게 접근할 수가 있다. 타지에서 대학생활, 직장생활을 하는 사람들은 충분한 로푸드로 건강을 챙길 수 있고 부모의 걱정까지 덜어줄 수 있다. 여행을 가는 자동차 안에서도 쉽게 먹을 수 있다는 장점이 있다. 예전 같으면 졸음이 올까 봐 과자를 유일하게 먹는 시간이다. 평소에 사지도 먹지도 않았던 큰 봉지에 담긴 과자를 사서 도착할 때까지 먹었다. 도착할 때쯤 되면 빈 봉지만 남았다. 그것도 모자라 휴게소에 들러 휴게소 대표 군것질을 사먹는 게 장거리 운전의 즐거움이었다.

어느 순간 행복한 간식은 졸업하고 이제는 과자봉지 대신 과일로 바뀌었다. 과일 섭취로 물의 필요성도 느끼지 않는다. 졸음운전도 멀리 달아날 만큼 장거리 여행 시 과일 간식은 최상의 선택이다. 우리 가족은 주부인 나로 인해 식생활이 조금씩 바뀌어가고 있다.

사람은 관심을 가지고 관리하는 대로 자신의 몸은 만들어진다. 몸의 소리를 주의 깊게 듣고 모자라거나 넘치게 않게 자신을 관리해야 한다. 내 몸이 진짜 원하는 식생활이 어떤 것인시노 제대로 알아야 한다.

아무리 좋은 로푸드 디톡스라도 자신이 실천하지 않으면 사람들에게 효능을 알려줄 수 없다. 모든 사람들이 질병 없이 살아가는 것은 꿈같은 이야기라고 한다. 하지만 이제 꿈같은 이야기는 천천히 풀어나가면 된다. '이미 나는 늦었어'가 아니라 '지금이라도 알았으니 다행이야'라고 말할 수 있도록 하자. 이제는 그동안 가득 쌓여있던 오래되고 썩은 독소를 비워낼 때다. 디톡스의 답은 날씬한 겉모습이 아니다. 쌓여있던 내 몸속과 내 머릿속 생각까지 함께 비워내야 진정한 디톡스다. 자연이 주는 살아있는 재료로 날씬해지는 그날까지 나는 오늘도 하루 두 끼 로푸드로 디톡스를 한다.

오프라 윈프리(Oprah Gaile Winfrey)는 이렇게 말했다.

"평생 체중 관리를 위해 고군분투하던 것을 이제 적당히 조절하게 된 것은 모든 면에서 타인에게 잘하듯 나 자신에게도 잘해주는 과정의 일환이다."

생채식의 나비효과

    나비의 작은 날갯짓으로 엄청난 결과를 가져온다는 나비효과가 어느새 나의 생채식에도 나타나기 시작했다.

    생채식을 2020년 6월부터 시작해서 벌써 1년 반이 넘었다. 내가 아는 지인이 100일간 생채식을 했더니 몸 상태가 많이 좋아졌고 동시에 다이어트도 되었다고 권유해서 시작했다. 생채식으로 질병을 치유했다는 사례도 한번씩 들려왔다.

    100일 동안 어떻게 지속할 수 있었는지 믿기지 않았다. 일반식이 생각나 많이 힘들었다고 하는데 즐기는 것 같았다. 그래도 빨리 100일이 오기를 기다렸다고 한다. 간절함이 전해졌다. 목표한 날까지 지켜내는 모습을 보니 나도 해보고 싶은 마음이 굴뚝같았다. 그 지인은 한다면 끝까지 멋지게 해내는 성향이라고 이미 알고는 있었지만 대단하다.

나도 까짓것 일주일만 한번 호기심에서 해보자고 한 것이 지금까지 지속하고 있다. 식습관을 바꾸기 시작하면서 맨발 걷기도 몇 개월을 했다. 날씨가 따뜻해서 맨발로 걷는 즐거움에도 빠졌었다. 맨발 걷기와 생채식으로 새로운 삶을 살았다. 맨발 걷기는 남편과 함께하니 더 꾸준히 할 수 있었다. 맨발로 차가운 땅을 디디며 자연의 힘을 얻었다. 그리고 자연의 선물로 먹는 즐거움도 함께 누렸다. 모든 게 자연으로 돌아간 느낌이었다. 졸지에 나는 더 독한 사람이 되었다.

그렇게 해서 시작한 생채식이 하루 한 끼에서 하루 두 끼로 바뀌었다. 자신이 있었다. 생으로 된 현미, 과일, 채소, 견과류는 그동안 화식에 익숙해져 있던 나의 식생활 패턴에 새로운 변화를 일으켰다.

한 번도 딱딱한 생쌀을 먹어보지 않았지만 생현미를 씹게 되었고 껍질을 도려내버리고 하얀 속살만 먹던 과일을 이제 통째로 먹게되었다. 내가 생각해도 참 신기하다.

특히 생땅콩은 비려서 바로 내뱉었던 예전 기억이 났다. 그것을 다시 시도하고자 하니 모든 것이 난간이었다. 역시나 비린 맛은 여전했다. 다행히 뱉어낼 만큼은 아니었다. 익숙하지 않으면 모든 게 어색한 것이다. 한다고 결심했으니 거북해도 적응을 조금씩 해나 갔다.

나는 사실 크게 아파서 병원을 왕래하거나 약을 매일 처방받아 먹는 사람이 아니다. 단 비염이 있고 가벼운 만성위염, 소식으로 인한 변비가 한 번씩 있을 정도였다. 건강은 건강할 때 지키고 싶어 항상 내 몸에 관심을 가지고 있었다. 하지만 더 쾌적하고 가벼운 몸 으로 일상생활을 하고 싶었다. 나이가 들수록 최적의 상태로 나를 변화시킬 수 있다는 확신이 있었다. 하지만 현실은 녹록지 않았다. 남들은 나이 들면서 늙어가는데 나 혼자 젊을 때 몸을 가진다는 것 은 말도 안 되는 이야기라고 생각했다.

나는 20년간 거의 매일 아침 일찍 일어나 아침 운동을 계속하고 있다. 먹는 것도 소식을 한다. 남들보다 조금 일찍 일어 일어나 유 난을 떠는 게 습관이 되었다. 하지만 나이 오십이 넘어가다보니 최 적의 몸 상태는 온종일 가지 않았다. 한 번씩 머리도 맑지 않고 몸 이 예전 같이 개운하다고는 말할 수 없었다.

1년에 한 번씩 건강검진을 받아도 다른 이상은 없다. 오히려 체 력나이는 2살 더 젊게 나온다. 그럼 이유는 한가지였다. 내 몸을 피 곤하게 하는 활성산소가 있다는 것이다. 그걸 알면서도 식사 중간

중간 간식 먹는 습관, 밀가루 음식, 음주 등의 식습관은 바뀌지 못하고 있었다. 그저 소식만 하면 해결될 줄 알았다. 하지만 소식이 내 몸의 문제를 다 해결해주지 못했다.

현대인에게 제일 중요한 먹거리는 자연의 생명력이다. 자연의 생명은 나에게 큰 기회고 행운이었다. 나는 어느 날 갑자기 가족과 함께 먹던 식습관을 버렸다. 이상하다는 소리까지 들어가며 혼자 먹은 지 1년 반이 지났다.

아침이면 가족 식사 따로, 내 것 따로 아침을 준비하면 출근하는 나로서는 아침이 참 바쁘다. 일찍 일어나는 이유 중에 하나다. 좀 더 간편하게 나처럼 먹었으면 하는 바람이 정말 컸다. 시간도 절약되고 건강에도 좋은 최고의 식단을 함께하길 바랐다. 남편은 식사 후 잘라놓은 과일 한두 개 먹는 게 다였다. 하지만 절대 강요는 하지 않았다.

그에 반해 딸은 수술하고 난후 건강의 중요성을 깨달았는지 선뜻 과일을 먹겠다고 했다. 아침에 입맛 없을 때도 과일은 꼭 챙겨 먹었다. 그렇게 과일만 먹다가 이제 내가 권해주는 견과류와 채소까지 함께 먹고 현미도 조금씩 씹어 먹기 시작했다.

먹어보고 맛이 있으니 부정은 하지 않았다. 엄마로서 욕심이 생겨 견과류 종류도 늘려가면서 먹이려고 했는데 아몬드, 호두만 먹고 나머지는 먹지 않겠다고 한다. 왜냐하면 자궁내막증에 특히 땅콩은 적절하지 못하다는 정보때문이다. 그래도 과일 하나만 먹는 것도 대견해서 말없이 지켜보기로 했다.

며칠 후 딸은 산부인과에 정기검진을 받고 왔다. 재발률이 높고 한 번 재발을 했기 때문에 정기검진은 필수다. 다행히 자궁내막증 혹이 줄어들었다고 했다. 담당 의사도 자궁내막증을 앓고 있다고 하면서 이제 호르몬제는 먹지 않아도 된다고 한다. 올바른 식습관과 땀이 날 정도의 규칙적인 운동을 하라는 처방을 받고 온 상태다.

몇 달 전 딸은 원룸을 구해 나갔는데 다른 반찬 필요 없이 냉장고에 과일, 채소, 견과류만 잔뜩 채워주고 왔다. 꽤 괜찮은 식습관이라고 생각하지 않는가. 원룸에 혼자 사는 학생들에게는 최고로 간편하고 영양가 있는 한 끼 음식이 될 것이다. 부모들의 걱정도 반으로 줄어드는 효과가 있을 것이다.

이제는 남편과 아들만 생채식의 기적을 알고 실천만 한다면 좋겠다고 생각했다. 원래 먹는 것을 좋아하는 남편은 그것으로 끼니가 되지 못한다고 극구 반대했다. 하지만 딸의 병원 소견을 듣고 마음이 조금씩 돌아섰는지 살며시 권해주는 과일 쌈을 마다하지 않았다. 먹을만하다고 한다. 사실은 그것보다 더 맛있다는 긍정을 하고 싶은데 표현을 하지 않았다.

신기하게 내 뜻이 통하고 있다. 이제야 나의 심오한 생각을 알아차리고 있었다. 고맙고 감사했다. 이제 남편 몸에 있는 독소가 사라져 통풍도 살지 못하는 날이 오길 손꼽아 기다려 본다.

그렇게 대단한 것도 아니라고 생각한 것이 가족들을 끌어당기고 나를 놀라게 하고 있다. 앞으로 자연식으로 많은 경험도 해봐야 하고 내 몸에 나타나는 반응도 잘 살펴야 한다. 아프지 않으면 그냥 대수롭지 않게 여길 건강을 이제는 건강하면서도 더 관심을 가지고 주의 깊게 살펴야 하는 의무가 생겼다. 나의 가족, 주위 아픈 사람들의 질병이 완화되고 치유될 수 있게 하는 것이 나의 수된 목석이기 때문이다.

식습관만 조금 바꿨을 뿐인데 나의 몸에 있는 독소가 빠지고 만성질환이 완화된 것은 기적이다. 우리 몸의 시스템은 지금 자연이 조정하고 있다. 자연과 함께하는 질병은 모든 것을 치유할 수 있는 힘이 있다. 여성의 질환도 생채식이 삼킬 만큼 자연은 강력하다. 검은 먹구름 속에 숨겨진 환한 빛을 찾아서 오늘도 나는 날갯짓의 영향을 받고 있다.

자연식이 어디까지가 끝인지 아직 모르지만 인간의 불치병까지

치유할 수 있겠다는 믿음이 간다. 자연이 만든 생채식의 나비효과
는 정말 대단하다고 절실하게 느끼고 있다.

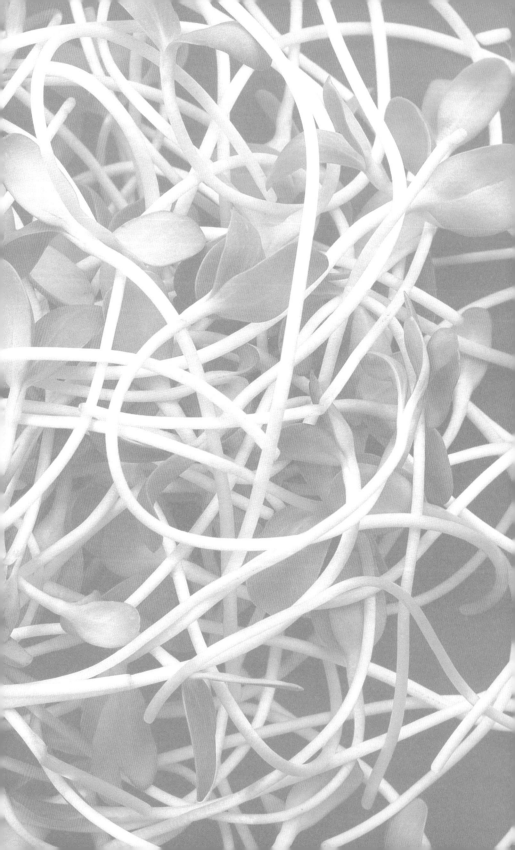

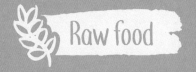

- 5장 -

100세 건강,
생채식이 답이다

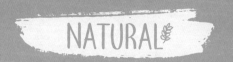

NATURAL

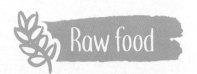

Raw food

생채식은 이제부터 시작해도 결코 늦지 않다

현대인들에게 건강은 최고의 관심 분야다. 각종 바이러스는 득실거리고 암을 앓고 있는 사람들은 셋집 걸러 한집 걸린 것처럼 무섭게 주위에 퍼져 있다. 병원과 약국에는 사람이 터져 나갈 만큼 빼곡하게 줄을 지어 있는 모습은 이제 낯설지 않다.

건강을 지키고 싶은 사람이 누가 없겠는가. 하지만 많은 사람이 어떻게 해야 건강을 지킬 수 있는지 잘 알지 못한다. 그저 매스컴에서 일러주는 건강보조식품과 남들이 하는 운동요법 등이 고작이다. 건강 상식들은 즐비하게 나도는데 정작 본인들은 무엇을 해야 할지 모르는 것이다. 그냥 피곤하다는 소리를 아침부터 저녁까지 입에 달고 다닐 뿐이다.

나는 많은 반대에도 고집을 부리며 혼자서 청승 아닌 청승을 떨었다. 이제는 완연한 나의 식습관에 깊숙이 파고든 생채식. 일주일도 못 갈 것이라고 스스로 자책하면서 시작했던 식단이었다. 건강에 큰 염려는 없을까 의심하며 믿음이 부족한 채 시작했다. 기존의 식사를 하지 않으면서 남편의 잔소리를 어떻게 들을까 불안감을 가진 것이 엊그제 같다.

나는 생채식을 하면서 못 하겠다는 생각이 전혀 들지 않았다. 그렇다고 항상 좋은 점만 있었던 건 아니다. 특히 겨울이면 옆에서 따뜻한 국물을 소리 내서 먹고 있을 때는 내 몸도 따뜻함을 채우려는 충동이 많이 일어났다.

하지만 하루 두 끼를 지킨다는 나와의 약속은 절대 어기지 않았다. 먹고 싶은 대로 다 먹어버리면 하지 않는 것만 못할 것 같았다. 한번 무너져버리면 다시 원상태의 식습관으로 돌아간다는 것을 알기 때문이다.

엄마를 이상하게 바라보던 내 딸도 자궁내막증을 앓고 나서는 엄마의 식단을 넘겨다보기 시작했다. 딸에게만 수십 번 함께하자고 권했는데도 눈길 한 번을 안 주던 아이가 변하고 있다. 자신도 이제 절실한 것을 깨달았고 그 질병에 생채식이 도움 된다는 것을 경험자로서 충분히 알게 되었다. 나는 겉으로는 표현 안 했지만 얼마나 흐뭇했는지 모른다. 치유되는 방법이 눈앞에 있는데 고집을 부릴 때는 정말 애가 타고 안타까웠다. 약에만 의존한 채 살아간다면 아이의 미래는 어떻게 될까 하는 의구심이 든다. 이제라도 시작했으니 정말 다행이다.

이제 남편까지 가세했다. 자신도 건강에 신경이 쓰이는지 과식하던 습관을 버리기 시작했다. 늘 식사하고 남기면 다른 집에서는 주부가 먹는데 그동안 우리 집에서는 남편이 해결을 다했다. 하지만 이제는 남는 걸 먹으니까 배가 나온다면서 조절을 한다. 밥 한 그릇을 뜨면 항상 남기는 버릇도 들였다. 무지하게 참는 것을 바라보는 나도 안타까웠지만 잘했다고 칭찬했다. 적게 먹으니 서서히 위가 줄어드는지 조금만 먹어도 배가 부르다는 소리를 한다. 항상 체중계 확인하는 습관도 들었다.

고집대로 먹고 싶은 거 다 먹고 자고 싶은 대로 다 자고 불규칙한 생활습관들이 조금씩 정리가 되어갔다. 놀라울 일은 그렇게 잔소리하던 나의 식단을 어느 날부터 아침을 나와 함께 생채식을 하게 된 점이다. 남편 역시 이제라도 시작했으니 정말 다행이라고 생각한다.

식단이 서구화된 현대에 지금 우리 집에는 생채식의 바람이 불고 있다. 독한 바람도 아니고 차가운 바람도 아닌 자연 순풍이 불고 있다. 강제성이 없는 바람이 서서히 우리 집 밥상에 생채식으로 불어온 것에 감사한다. 앞으로 우리는 아파서 어떻게 하면 좋을까보다 어떤 걸 먹어야 미리 예방을 할 수 있을지를 함께 의논하기를 바란다.

내 주위에도 연세는 많지만 아주 즐겁게 행복하게 젊음을 유지하며 사시는 분이 계신다. 믿음이 있으니 항상 긍정적이고 밝은 모습을 보인다. 80세가 넘었는데도 자신의 몸 관리에 상당히 시간을 투자하는 분이다. 아침, 저녁으로 꼭 스트레칭으로 몸을 유연하게 만든다. 자기 전에는 항상 성경을 필사하시고 기도를 드리며 하루에 감사한다. 그리고 주위 사람들에게 귤 하나라도 나눠 먹는 습관을 가지셨다. 늘 요리를 하시며 어디에 나눔을 실천할까를 고민하시는 것 같다.

한 번씩 치료를 하러 오시면 방금 뺀 거라고 떡가래도 하나 툭 던져주시고 밤, 고구마도 삶아서 가져와서 나눠주신다. 그러면서 선생님인 나는 무엇을 먹는지도 궁금해하고 영양제도 무엇이 좋은지도 물어보신다. 콜라겐이 한창 유행할 때 내가 먹는 걸 보시고 당장 시켜달라고 하시며 젊은이들이 좋아하는 것도 서슴없이 자신의 것으로 받아들인다. 옷차림에서도 품위가 느껴진다.

하루는 그 분이 질문을 하셨다.
"선생님은 좋아하는 음식이 뭐야? 요즘 집에서 뭘 해 먹어?"

집에서 가족들 음식 외에 내가 해먹는 건 별로 없다고 했다. 오직 과일과 채소와 현미만 먹고 있다고 했다. 아침에 그렇게 먹고 나니 속이 편하다는 말까지 했다. 그러니 본인도 샐러드를 먹고 있다고 하며 선생님은 어떻게 먹는지 알려달라고 했다. 요즘 뱃살이 많이 나오는 것 같아 자신도 그렇게 먹어야겠다고 했다. 그만큼 그분은 건강에 관심이 많고 자기관리를 확실히 하시는 분이다.

며칠 후 오셔서 아침에 과일 먹고 너무 좋다면서 체중도 1kg 빠졌다며 좋아하셨다. '정말 대단하신 분이다'라는 생각을 했다. 연세 드셔서 기존의 식습관을 뿌리치기는 쉽지 않을 텐데 무엇이든 좋은 것은 받아들이려는 열정이 부러웠다.

"하루 한 끼라도 과일과 채소를 드셔보세요." 이제부터라도 드시면 속이 편안하고 무릎, 허리 아픈 것도 조금 나아질 거라고 말씀드렸다. 먹는 즐거움은 크다. 그것을 바꾼다는 것은 더 대단하다. 식습관을 바꾸려는 의지만 있으면 이제 좋은 식습관을 시작해도 결코 늦지 않았다고 말씀드렸다. 나는 그분에게 또 다른 에너지를 얻는다.

사람에게 시작하기에 늦은 때라는 것은 없다. "나는 나이가 들어서 안돼, 늦었어 해도 소용없어"라고 부정적인 생각에 스스로를 가두고 있을 뿐이다.

"천년만년 살 것도 아니면서 뭘 저렇게 야단이야."

"옷을 왜 저렇게 입어. 나이 들어 주책이다. 주책!"

부정적인 의식을 가지고 있는 분들은 모든 것이 불평거리다. 자신의 부정적인 생각은 이미 유전자에 각인된다. 부정적인 의식을 하루빨리 날려버려야 한다. 그래야 몸 안에 독소가 쌓이지 않고 신체적, 정신적으로 건강한 삶을 유지할 수 있다. 이런 긍정적인 마음을 가지고 좋은 식습관과 함께한다면 몸이 알아서 최대한의 컨디션을 가져다줄 것이다.

중국 속담에 이런 것이 있다.

"늦게 시작하는 것을 두려워 말고, 하다가 중단하는 것을 두려워하라."

나도 50대 초반에 생채식을 시작했다. 새로운 먹거리, 새로운 삶, 새로운 에너지가 시작되었다. 생식이라는 단어는 사실 나와 먼 이야기였다. 하지만 이제는 삶의 위급상황에 어느 정도 대처를 하고 있다고 생각한다. 나의 딸도 이미 질병이 나타나 치유 중이지만 생채식으로 위급상황을 해결해가는 중이다. 더 이상 재발이 되지 않길 바란다. 건강한 삶의 유지를 위해서 더욱 자기관리에 들어가야 하는 이유가 되었다.

생채식은 자신이 필요하고 원한다면 언제든 시작하면 된다. 장소도 필요 없고, 시간 구애도 받지 않고 꾸미지 않아도 되는 자연의 음식을 선택할 권리는 누구에게나 언제든 있다. 생채식은 이제부터 시작해도 결코 늦지 않는다.

생채식도 제대로 알고 먹어야 한다

　나는 식습관 하나를 바꾸었을 뿐인데 새로운 삶에 도전장을 던지고 있다고 해도 과언이 아니다. 생활습관 자체가 건강을 생각하면서 관계가 이어지고 건강을 위해서 조심해야 할 것들에 관심이 가고 있다. 나에게 집중하다가 이제는 눈을 돌려 내 가족에게 관심 어린 한마디를 하게 되었다.

　나는 효소가 담긴 살아있는 음식을 접하면서 내 몸의 변화를 직시하고 있다. 내 몸이 무엇을 말하고 있는지, 내 안의 신적인 존재는 그동안 왜 잠잠해져 있었는지. 세월이 흐르고 변화의 물결에 몸을 맡겼지만 내 몸의 건강은 그 세월에 휩쓸려가게 내버려둘 수가 없었다. 단 1분, 1초라도 삶이 행복하길 원한다. 행복의 조건 중 하나는 정신적, 육체적 건강이다. 그것마저 떠맡겨진다면 나라는 존재의 개념은 사라진다.

그동안 자연에서 얻은 그대로의 생채식을 해 온 나의 변화에 불편한 점이나 단점을 생각해 봤다. 생채식의 장점으로 인해 불편하거나 단점이 있더라도 다 이해되고 참고 이겨낼 수 있었다.

첫 번째 단점은 나홀로 다른 행동을 하고 있어 민폐를 끼치는 건 아닐까 하는 소심한 생각이 앞섰다. 하지만 그것마저 시간이 지나 익숙해지니 자연스러워졌다. 우리나라는 자신의 건강을 챙길 의무와 건강으로 인해 행복할 권리가 있기 때문이다.

두 번째는 겨울 추위에 약한 나에게 생채식은 많이 차가웠다. 온도차에 신체가 항상성을 잃어버릴 만큼 예민했기 때문이다. 추위를 잘 타는 체질이라 차가운 것에 노출되면 금방 손이 얼음장이 되었다. 다행히 현미를 먹고 나면 몸이 냉해지는 게 덜했다. 생채식을 시작한 지 몇 년 안 되었기 때문에 아직 체온조절이 안 되는 건 당연한 것 같다. 10년이 넘으면 몸이 저절로 따뜻해진다고 하니 꾸준히 실천해야겠다.

세 번째는 카로틴이 많이 든 겨울 과일을 많이 먹고 피부색이 노랗게 변한다. 귤, 오렌지, 감 등 카로틴이 많이 든 과일을 먹으면 피하지방에 축적되어 피부를 노랗게 만든다.

지난 겨울에 친구와 카페에 가게 되었을 때 친구는 노랗게 변한 내 손을 보며 놀랐다. 전혀 의식하지 못한 나 역시 노랗게 변한 내 손을 보며 걱정이 되었다. 황달은 아니겠지 하며 집에 가서 책을 찾아보고 여러 가지 검색을 해봤다. 눈 흰자위가 노랗지 않으면 황달은 아니라고 했다. 그 증상은 봄이 올 즈음에 다시 원래 피부로 돌아왔다. 생채식으로 인한 일시적인 변화였다. 건강에는 아무 걱정하지 않아도 된다.

네 번째는 음식 냄새를 너무 잘 맡게 되었다. 안 그래도 코가 예민해서 냄새를 잘 맡아 남편에게 구박을 받는데 이제는 더 민감하게 냄새가 전해진다. 점심 식사하고 돌아온 직원들의 몸에서는 단번에 냄새를 맡을 수가 있다. 음식에 얼마나 많은 양념류가 들어가는지 알게 되는 경지가 온다. 그만큼 나의 신체가 예민해지고 있다는 증거다.

다섯 번째로 잎채소로 인한 변비다. 처음부터 잎채소를 절대 많이 섭취하지 마라. 갑자기 섬유질이 많은 채소를 많이 먹게 되면 변비가 생긴다.

생채식을 시작한 지 얼마 안 되어 채소를 무조건 많이 먹으면 좋은줄 알고 많은 양을 섭취한 적이 있다. 하지만 식이섬유 과다로 5일간 변비에 시달려야만 했다. 처음에 생채식을 먹고 난 후 명현반응이라고 생각했다. 그 뒤 양을 줄이고 과일과 함께 먹었더니 그 뒤부터는 배변 활동이 활발해졌다. 지금은 하루에 10장 이상은 먹지 않는다. 이처럼 생채식 초기에는 건강하지 못했던 신체가 정화되는 과정에 여러 가지 불편사항이 나타났다가 다시 정상으로 돌아온다. 예를 들어 설사와 변비에 시달리는 과정을 겪게 된다.

생채식을 시작하기는 했지만 처음에는 이런 애로사항을 미처 생각하지 못했다. 하지만 나의 경험은 소중했다. 수많은 시행착오를 반복하는 과정에 생채식의 고수가 될 수 있다. 나는 조금씩 알아가는 생채식이 점점 신비스럽기만 하다.

내가 생채식을 시작하고 몇 달이 지났을 무렵 지인이 암으로 돌아가셨다. 한창 젊고 사회활동을 하던 사람이 갑자기 병이 나타난 것이다. 아무 증상도 없이 종합검진결과 암으로 판정되었다. 현대의학으로 힘든 치료과정을 거치면서 암을 치료했다. 하지만 그 힘든 과정도 아무 쓸모 없이 다른 곳으로 전이가 되어 손도 못 쓸 정도가 되었다.

안타까운 현실이었다. 방문을 한번 해서 봤는데 예전 모습은 그대로인데 많이 부어있었다. 독한 치료의 후유증인지 기운이 하나도 없어 보였다. 하지만 여전히 미소를 보여 마음을 더 짠하게 만들었다. 당장 내 입에서는 모든 치료를 끝내고 먹는 것부터 바꿔보라고 말을 하고 싶었다. 하지만 말을 할 수가 없었다. 두려웠기 때문이다. 그때 당시는 생채식을 시작한 지 얼마 안 되고 내 경험이 부족했기 때문이다. 쉽게 말을 꺼낼 수 있는 부분이 아니었다. 다른 사람들이 암을 치유했다는 사례가 있다는 말도 꺼낼 수가 없었다.

주위에서는 암 치료에 좋다는 여러 가지 식품과 음식들을 권하고 있었고 먹고 있었다. 그것을 보는 내 입장은 혼란스러웠다. 일반음식들이 더 병을 키울 수 있다는 것을 말해주고 싶었다. 하지만 인간 생명력에 관한 문제라 조심스러웠다. 아니 나 스스로 확신을 못하고 있었던 것 같다. 좀 더 빨리 생채식을 시작하고 공부했더라면 하는 아쉬움이 밀려왔다. 시작은 했지만 그때까지는 미흡한 점이 많아서 권하지 못했던 것이 안타깝다. 하지만 이제는 자신 있게 말할 수 있다. 내 가족이 치유되고 있는 모습과 나 자신의 생체실험으로 인해 치유되어가는 내 모습을 내 눈으로 실제 보고 느끼고 실천하는 중이기 때문이다.

하지만 먹는 것만 생각해서는 안 된다. 몸에 좋은 음식을 찾기 전에 내 몸 상태가 어떠한지를 살펴야 한다. 내 몸에 좋다고 아무나 맞는 게 아니다. 과일과 채소가 좋다고 해서 무조건 먹으면 안 된다. 몸에서 호르몬 과다로 생긴 질병인데 호르몬 증가가 될 수 있는 석류나 자두, 칡 등을 먹으면 더 악화되는 결과를 초래하는 것처럼 말이다.

그리고 질병으로 인해 생채식을 시작할 때 처음부터 익히지 않은 낯선 것을 먹기보다 가공식품, 밀가루로 만든 음식을 먼저 끊는 게 우선이다. 어차피 건강을 위해 시작하려고 했으니 독한 마음을 먹어야 한다.

그러나 독한 마음을 먹기 전에 나처럼 자연의 음식을 먼저 실천하면서 먹으면 자연히 가공식품, 밀가루 음식이 멀어진다.

내 딸은 생채식을 시작하기 전 그렇게 좋아하던 밀가루 음식(자장면, 짬뽕, 국수, 우동, 라면, 파스타, 빵, 호떡)을 먼저 내려놓았다. 먼저 밀가루 음식을 끊게 되면 얼굴에 여드름이 없어지면서 피부가 맑아진다. 한 달 안에 무조건 효과가 나타난다. 그리고 가공식품(햄, 만두, 참치)을 거의 먹지 않게 되었다. 모두가 우리가 매일 즐겨 먹는 추천메뉴들이다. 그것을 먹지 않겠다는 결심을 하고 실천을 하는 것이 대단하다.

자연 그대로의 잎채소와 과일, 생현미를 먹는 방법이 생소하게 다가오는 사람들도 많을 것이다. 그리고 생채식을 시작하는 초기 과정에서 여러 가지 반응들을 겪게 될 것이다. 이는 내 몸속의 독소를 밀어내는 과정이라고 여기고 힘들어도 이겨나가야 독소를 배출시킬 수 있다.

생채식은 제대로 알고 먹어야 질병을 치유할 수 있다. 이는 여러 가지 경험을 통해 입증되고 치유되는 과정에서 나타난다. 생채식은 단순히 디톡스나 다이어트를 해결하는 게 다가 아니었다. 체내에

혹을 소멸시키거나 만성질환에까지 영향을 미치고 있다. 그 파급효과는 온몸에 종양까지 없앨 수 있다는 확실한 증거다. 하지만 질병은 하루아침에 고쳐지지 않는다. 지금부터라도 제대로 내 몸에 맞는 음식을 찾아야 한다.

하루 두 끼 생채식이 내 몸을 바꾸고 있다

오늘날 질병으로 병원을 드나드는 수많은 사람은 호소한다.

"예전보다 먹을 것은 더 넘쳐나고 생활이 훨씬 나아졌는데 왜 이렇게 질병도 많고 아픈데도 많은 거야."

왜라는 질문은 자신에게 물어야 한다. 정작 자신은 아무 상관이 없다는 듯 탓을 하기만 한다. 말 그대로 먹을 것이 넘쳐나기 때문이고 생활이 너무 편해신 것이 원인일 것이다.

독성이 많은 음식은 기가 막히게 맛이 있다. 색상과 조화를 이루어 유혹의 손길이 안 갈 수가 없다. 없는 식욕까지 살아날 만큼 기상천외한 요리들이 참 많다. 그러나 이렇게 휘황찬란한 음식들 속에 숨어있는 진실을 알고서 먹는 사람은 없을 것이다. 몸에 좋지 않은 것은 어느 정도 알고 있지만 맛이 있으니 대수롭지 않게 그냥 먹는다. 맛있게 먹으면 살도 안 찌고 스트레스도 안 받는다는데 굳이 안 먹을 이유가 없다는 것이다. 스트레스받으면서까지 자제할 생각은 없는 것이다.

자제할 수 없이 아무거나 먹게 되면 따라오는 것은 시간의 흐름에 따라 질병도 흘러서 자신의 몸 속에 안착한다. 내가 무엇을 먹어야 할까, 어떤 음식을 자제해야 할까를 고민해야 한다. 주체할 수 없는 많은 음식에 현혹되어서는 안 된다. 질병은 서서히 가랑비에 옷 젖듯이 찾아온다. 한순간의 달콤함에 계속 넘어가다 보면 삶의 질이 급격하게 떨어질 것이다.

세월이 가니 나 역시도 건강에 관한 관심도가 높아지면서 내 몸에 더욱 관심을 가지게 되었다. 내 몸이 아프면 가족들에게 너무 미안할 것 같아 아프지 않으려고 무지 신경을 쓰고 있다. 그 와중에 생채식이 나의 일상생활에 혜성처럼 나타난 것이다.

처음 시작한 계기는 가벼운 몸을 만들기 위해서였다. 소식으로 나의 식습관을 고수해 왔지만 여전히 개운하지 않고 하체가 무거웠다. 이유 없이 피곤하고 시력도 오십이 넘으니 바로 노안이 와서 예전만큼 맑지가 못했다. 어느 순간 얼굴에 탄력도 없어지고 탁해지면서 기미도 나타났다. 불편한 곳을 스트레칭하면 바로 알아차릴 수 있을 만큼 뻐근했다. 그렇다고 특별하게 약을 처방해서 먹거나 기저질환이 있는 것은 아니다. 단지 나이들어 뱃살이 나온 몸이 싫었고 균형잡힌 몸과 가뿐한 몸을 위해 뭔가를 해야만 하는 필요성을 느꼈다. 이렇게 나이가 들어가는구나라고 후회하고 싶은 생각은 없었다. 한탄만 하고 있을 때가 아니었다. 언제나 방법은 널려있었다. 내가 부지런하면 뭐든 할 수가 있었기 때문이다.

생채식도 그렇게 시작되었다. 처음부터 식습관을 바꾸고자 한 것은 아니다. 지금까지 무엇을 하든 확실한 효과를 본 것은 전혀 없기에 그냥 한번 해보는 것이었다. 하지만 심상치 않은 느낌은 무엇일까. 시간이 지날수록 매혹적인 게 나를 끌어당겼다. 중독성이 아주 강했다. 하루 한 끼가 목표였는데 자연스레 두 끼가 되었다. 자연 그대로를 담은 과일, 채소를 주식으로 먹는다는 것이 참 신비로웠다. 신기한 일은 시간이 갈수록 일어났다.

생채식 일주일이 지나자 평소와 다르게 배변 활동이 활발해졌다. 밥은 한 끼 밖에 안 먹고 과일과 채소, 현미만 먹었는데 예전보다 훨씬 많은 통변을 할 수 있다. 식이섬유가 장속에 많이 들어가서 변비를 해결해 준 것이다. 쾌변을 하고 난 기분은 모두의 바람이다.

변비가 해결되니 활동량도 가벼워지고 힘이 났다. 노폐물이 빠져나가고 피부가 맑아졌다는 소리를 많이 들었다. 그 에너지로 아침에는 더욱 가뿐하고 빠르게 일어나기가 수월해졌다. 수면의 질도 달라졌다. 짧게 자더라도 몸 상태가 아주 좋았다. 그래서 아침형 인간에서 새벽형 인간으로 바뀌게 되었다. 새벽시간의 고요함을 더욱 알차게 보내는 날이 많아졌다.

하루 두 끼로 몸속에 들어오는 과일과 채소는 내 몸을 깨끗이 정화하는 역할을 톡톡히 해내고 있는 중이다. 내 몸에 딱 맞는 안성맞춤 식단은 자연과 한 뼘 더 친해지는 계기가 되었다. 푸른 딸기 꼭지 하나 버리지 않고 먹는 열정이 솟아났다.

그 열정으로 내 안의 독소는 사라지고 만성 염증이 치유되어 가고 있다. 소화불량, 비염, 내 마음까지 흔들어서 새 사람으로 만들고 있다. 나는 자연이 만들어준 음식을 먹고 자연처럼 웅장하고 자연처럼 편안함의 철학을 늘 가슴에 담으려고 노력할 것이다.

생채식을 하면서 굳이 물 섭취를 할 필요는 없다. 왜냐하면 수분이 90%인 과일만으로 충분하다. 아침, 점심으로 먹는 생채식으로 매일 입안에서는 입 냄새 대신 과일 향이 퍼져 있는 듯 산뜻하다. 생채식은 이렇게 이제까지 살면서 내 몸을 함부로 내던지고 고생한 내 몸을 정화를 시키고 있다. 자연은 나의 아픔까지 달래주면서 내면의 아름다움도 갖추게 하는 역할을 해주고 있다. 그렇게 나의 식생활은 점점 변해가고 있다.

나의 내면의 아이는 모든 것을 감사하게 만들었다. 가뿐하게 잠자리에서 일어날 수 있는 것, 자연의 열매를 먹게 된 것, 나를 좋아하는 사람들과 함께 있다는 것, 내 마음의 고요함을 즐길 수 있다는 것, 나 자신을 사랑할 수 있다는 것에 너무 감사하다. 새벽 시간에 요가를 하며 호흡에 최대한 집중을 하는 시간도 생겼다. 불안함이 있어도 이 호흡 속에 담고 뱉어내니 금방 마음이 편해진다.

마음이 편안해지면서 악했던 감정들도 서서히 누그러졌다. 내 자신도 편안한 감정이 지속된다. 나에게서 부드러움이 들어왔다. 예전의 나는 마음에 들지 않으면 상대방 생각은 않고 내 식으로 고치려고 했다. 내 주장이 강해 상대방 말은 무시하는 경향도 있었다. 하지만 그런 욕심도 생기지 않고 그냥 넘어가는 경우가 많아졌다. 육식동물이 초식동물이 된 것 같다. 생채식으로 마음까지 좌지우지되다니 자연의 힘이 정말 위대하다는 것을 느낀다.

생채식의 마력에 빠져있을 무렵 나에게 또 다른 기회가 찾아왔다. 두 번째 책을 써보라는 한책협 김태광 대표님의 권유였다. 나는 그때 나의 생각이 가진 힘을 깨닫게 되었다. 두 번째 책을 써야겠다는 생각으로 글을 긁적이고 있을 때였기 때문이다. 하지만 책쓰는 게 보통 인고의 길이 아니다. 하지만 김 대표님의 가르침은 불가능에서 가능으로 만들게 했다. 책쓰기 과정 중에 자존감은 높아졌고 적극적인 마인드를 함께 배워나갔다. 김 대표님께서는 명확하게 내 주제를 생채식으로 하라고 권해주시고 만들어주셨다. 생채식에 올인하고 있는 나를 꿰뚫어보신 것이다. 도사라는 별칭이 그냥 생기진 않은 것 같다.

생채식의 선한 영향력은 위대한 스승을 만나게 해주는 기회를 가지게 했다. 자연은 이렇게 내 의식과 신체까지 변화시키는 힘이 있었다. 앞으로 나 자신이 어떻게 나이가 들어갈지는 모르지만 무한대의 세상에 나를 맡기고 있는 중이다. 하지만 무리하게 하는 것은 내가 포기하게 만드는 길이기 때문에 여유를 가지고 천천히 가고 있다. 나의 영향력으로 모든 사람들에게 불안감을 덜어내고 편안하고 건강한 삶을 전해주는 하나의 길잡이가 되길 바란다.

시간의 분주함에서 내려와 잘 차려진 식탁 대신 자연이 만들어낸 소박하고 생명력 강한 음식으로 나뿐만 아니라 우리 가족의 건강도 책임져 줄 수 있는 에너지를 계속 받을 것이다. 우주와 자연은 우리에게 주기만 하는 것을 좋아한다. 기꺼이 받아들일 큰 그릇을 준비해야 하는 역할이 우리 인간이다. 무겁고 탁했던 기존의 나를 탈피하고 새로운 맑음으로 노년의 삶을 살아갈 수 있을 것이라는 확신이 든다. 나는 확신의 힘을 굳게 믿는다.

장수하려면 장이 편해야 한다

코로나19라는 역사에 남을 악성 바이러스로 사람들은 점점 지쳐 가고 있다. 언제까지 우리 인간을 괴롭힐지 예측 불허다. 그것을 막는 방법은 스스로 내 몸을 더욱 강화시키는 방법밖에는 없다. 감염 예방의 최선책은 면역력을 높이는 것이다. 바이러스를 이겨내지 못하는 사람들은 대부분 면역력이 떨어져 심신이 쇠약한 사람들이다. 면역력이 떨어진 원인도 생활습관과 주변 환경의 영향이 크다. 그 영향으로 장은 더욱 힘들고 지쳐가고 있다는 것을 깨달아야 한다.

요즘 쏟아져 나오는 프로바이오틱스 즉 유산균 제품들이 인기가 많다. 모두 장 건강을 위해 만든 보조식품이다. 유산균으로 장내 환경을 건강하게 만들어 장에서 발생하는 질병들을 치료하기 위해서다. 그만큼 장이 중요하다는 결론이다.

나는 비염으로 고생을 했다. 코에 뿌리는 비염약까지 안 써본 약이 없을 정도로 낫지도 않은 고질병이 나를 괴롭혔다. 특히 물처럼 흐르는 콧물은 그칠 줄을 몰랐다. 코가 헐어서 벌겋게 상처가 날 정도로 독한 질병이었다. 약국에서 비염약 대신 비염의 근본 원인이 장에 있다면서 유산균을 추천해주셨다. 유산균이 장 건강에 관련되어 면역력을 개선해준다는 설명이었다.

우리 장에는 최고로 많은 세균들이 살고 있다. 그 세균들을 이기기 위해서는 면역세포들도 많이 있어야 세균들로부터 종속되지 않는다. 세균들 기세가 더 등등하면 우리는 질병에 노출되어 버린다. 반면 장속 건강관리에 신경을 쓰면 질병에 대항할 수 있는 힘이 생긴다. 그러면서 알레르기 질환도 완화된다는 원리이다. 복용한 유산균도 미흡하기는 하지만 어느정도 효과가 있는 것 같았다. 하지만 완전함에서 벗어나지는 못했다. 내 몸에는 유산균이 장을 완벽히 건강하게 만들어주지 못했다. 피곤하면 더 나타났던 비염은 나를 더 예민하게 만들고 삶의 질에도 영향을 끼쳤다.

그러던 어느 날 어머니가 말씀하셨다. "요즘 비염 괜찮아?" 어머니도 이젠 내가 시댁을 갈 때마다 괴로워하는 걸 아신 모양이다. 그러고 보니 나도 모르게 비염 증상이 나타나지 않고 있었다. 그 이후 내가 의심할 정도로 비염 증세가 나타나지 않았다. 증상이 나타나지 않으니 어느새 무감각해져서 언제 내가 비염이 있었는지 모를 정도였다. 감사함을 느끼지 않으면 모를 정도로 비염이 호전되었다. 다른 걸 의심할 여지가 없었다. 바로 생채식이 나의 장을 살리고 있었다. 장 속에 있는 세균들이 생채식에 밀려나고 있는 것이다. 이거 대박 아닌가? 나 스스로도 놀라울 따름이다. 기적이 일어나고 있었다. 내가 가지고 있던 유일한 고질병이 치유되고 나니 자연에 너무 감사하게 되었다. 평생 이렇게 먹다 보면 질병 없이 건강하게 살 수 있을 것 같은 느낌이 들었다.

소화가 잘되고 흡수가 잘되고 배출이 잘되면 좋은 음식이다. 소화가 어렵고 장에서 흡수가 안 되고 배설이 안 되면 내 몸에 맞지 않은 음식을 섭취했기 때문이다. 배설 안 된 노폐물은 부패해서 독소로 쌓이면서 내 몸을 불편하게 만든다. 음식을 먹으면서 가장 중요한 것은 음식물이 내려가서 소화가 잘되고 흡수가 잘되어 시원하게 배설까지 마쳐야 최상의 몸 상태를 유지할 수 있다. 장이 편하면 만사가 편하다는 말이 있다. 만사가 편안하고 걱정이 없으니 장수하는 것은 마땅한 진리다.

생활습관과 식습관을 포함한 환경적 요인이 사람의 장수를 결정하는 데 큰 영향을 미친다.

일본은 세계적인 장수국가다. 그들의 의식에는 '배가 부르면 젓가락을 내려놔라'가 머릿속에 박혀있을 만큼 소식을 추구한다. 칼로리 섭취를 모자란듯하게 식사를 하면 장에서 많은 일을 하는 것을 덜어준다. 장에서 덜 일하게 해주는 과일과 채소, 현미로 식습관을 바꿔가야만 하는 이유다.

오늘 아침도 일찍 눈이 뜨여 산책코스를 돌면서 자연을 만끽하고 걸었다. 몇 년이 넘도록 거의 늦잠을 자본 적이 없을 정도로 나 자신을 관리했다. 언제나 이불속의 유혹은 감미롭지만 항상 나에게는 냉정하게 일어나라고 한다. 일찍 일어나니 자연히 저녁에는 일찍 자고 깊은 잠을 자게 된다. 그 수면의 질 또한 내 몸 상태를 좋게 하고 장을 살리는 방법이었다.

나는 원래 건강에 깊은 관심을 가지고 있었다. 이 책을 집필하면서 새로운 습관이 생겼다.

수시로 내 몸을 확인하는 것이다. 몸이 하는 소리에 귀를 기울이려고 하고 있다. 겉모습이야 내 눈과 거울이 봐주지만 내 몸속은 들여다볼 수도 없고 소홀해지는 것은 당연하다. 그래서 내 몸을 들여다보기 시작한 것이다. 살면서 공기가 있는지도 없는지도 인식을 못하는 것처럼 내 몸 속도 마찬가지였다.

무심코 먹던 습관에서 주의를 기울이니 한 번 더 씹게 되었고 재료 하나하나 맛을 느끼기 시작했다. 아무리 급해도 서둘지 않았다. 물 한 모금만 마셔도 위에 도착하는 느낌을 알아챘다. 음식물이 내려가다 내가 거부를 해버리면 막혀버리는 느낌까지 전달되었다. 장 속에서 무수히 일을 하는 모습이 상상 속에 그려진다.

생채식을 하다 일반식을 먹은 날은 왠지 모르게 불편함이 느껴진다. 그 느낌을 알기에 절대 과식은 하지 않기 위해 주의한다.

연말에 남편 친구 부부 모임이 있어 먼 길을 가게 되었다. 모처럼 좋아하는 언니들을 만난다고 생각하니 들떴다. 친구 한 분이 상을 탔다고 한 턱 내는 자리였다. 어디를 가나 먹을 것이 사람을 반긴다. 먹을 것을 어디서 공수를 해왔는지 산해진미가 즐비했다. 그날은 마음먹고 간 날이라 생채식 생각도 안 했다. 그동안 못먹었던 것을 보상이라도 하듯 이것저것 언니들이 챙겨주는 것을 먹기 시작했다. 나는 최선을 다해 먹고 있는데 옆에 언니들은 왜 그렇게 못 먹느냐며 많이 먹으라며 서로 챙겨줬다. 한 타임 끝나고 나니 이젠 와인 파티를 시작했다. 내가 와인을 좋아하는 것을 알고 일부러 준비한 것 같았다. 내가 상을 탄 느낌이었다.

치즈, 육포, 베이컨 그동안 내가 끊었던 음식들이 와인과 함께 차려졌다. 망설이다가 오늘은 허락한다고 스스로한테 이야기하고 먹었다. 하지만 전에 느꼈던 부드럽고 고소하고 맛있는 맛이 아니었다. 배는 불러오고 서서히 불편해지는 것을 느끼기 시작했다. 그동안 맑은 상태로 지내다 보니 금방 표가 났다. 그래도 모처럼 즐거운 시간이었다.

문제는 집에 내려오는 휴게소에서 일어났다. "윽!" 외마디 비명과 함께 허리를 부여잡았다. 허리통증이 밀려왔다. 움직이지도 못할 만큼 통증이 올라왔다. 차에 앉아있으니 더 괴로웠다. 갑자기 근육이 뭉쳐버린 걸까? 일요일이라 진료 보는 데가 없어 응급실로 들어갔다. 담이라고 한다. 치료받고 약을 먹었지만 쉽게 풀리지 않았다. 그 약을 먹으니 눈만 퉁퉁 부어올랐다.

갑자기 찾아온 근육 통증에 놀랐지만 나는 원인을 알 것 같았다. 바로 소화 장애였다. 장에서 스트레스를 받은 것이다. 산해진미에 놀랐나 보다. 생채식으로 정화된 몸에 들어간 온갖 음식물들이 녹소를 배출한 것이다. 적당히 먹었으면 괜찮을 텐데 욕심을 부린 것 같다. 담은 한 달 이상 나를 괴롭혔다.

나는 아직도 완전한 생채식으로 갈 길이 멀다. 먹고 배우고 다시 경험하고 개선하는 과정을 수없이 거쳐야 한다. 이것이 나의 평생 공부해야 할 과제라는 것을 깨닫는다.

마이클 거슨(Michael Gershon)은 '장은 제 2의 뇌'라고 했다. 장은 생각하고 느낄 만큼 예민하고 정교하다. 아무렇게나 장을 관리해서는 안 되는 소중한 것이다. 이 소중한 장을 지키기 위해서 식이섬유가 풍부한 음식을 먹어주는 것이 장 건강을 위하는 길이다. 장 건강으로 모두의 삶이 풍요로워지길 바란다.

질병의 마지막 해결책은 자연이다

환경의 변화는 인간이 만든 것이다. 인간이 만들었으니 해결도 인간이 해야 한다. 많은 사람들에게 질병은 근심과 걱정의 원인이 되었다. 인간이 만든 환경오염으로 자연훼손은 크고 작은 질병들이 난무하고 있다는 것이 안타까울 뿐이다.

환경의 변화는 인간이 만든 것이다. 인간이 만들었으니 해결도 인간이 해야 되지 않을까 생각한다. 많은 사람들에게 질병은 근심과 걱정의 원인이 되었다. 인간이 만든 오염으로 자연훼손은 크고 작은 질병들은 낳고 있다는 것에 안타까울 뿐이다.

2년 전 어떤 신사로부터 한 권의 책을 선물 받았다. 박동창 작가의 《맨발 걷기의 기적》이라는 책이다. 어떤 말기 암 환자가 시한부 선고를 받고 집에 온 후 뒷산을 매일 맨발로 걸었는데 다시 건강해졌다는 사연을 보고 이 저자도 그때부터 맨발 걷기에 동참을 했다고 한다. 책을 읽다보니 내 가까이에도 맨발 걷기에 최적의 장소가 있었다. 매일 아침마다 산책하는 상림 숲이다. 맨발 걷기 코스가 이미 마련되어 지역 사람들이 잘 이용하고 있다. 맨발 걷기의 마력에 빠지기 시작한 나도 그다음 날부터 남편과 함께 맨발 걷기를 시작했다. 매일 아침 운동화를 신고 20년이 넘게 걸어온 이 길을 맨발로 땅속에서 나오는 자유 전자를 맘껏 누리기 시작하니 감회가 새로웠다.

한때 친정엄마는 매일 발바닥이 화끈거리고 저리다고 하셨다. 병원에도 가봤는데 증상은 호전되지 않고 더하다고 했다. 그러면서 공원에 맨발 걷기 조성을 했다고 해서 한 달 걸었더니 저린 증상이 없어졌다고 했다. 계속 걷기를 했어야 하는데 바빠서 못 가고 추워서 못가니까 또다시 저린 증상이 나타났다고 한다. 몇 달 후 또 맨발 걷기를 시작하면서 그 증상은 이제 나타나지 않는다고 한다.

우리는 100일간의 계획을 세우고 하루도 빠짐없이 맨발 선생님의 가르침을 받아 대지를 쿵쿵 내딛으며 걸었다. 그 책의 작가 맨발 선생님의 고향도 내 고향과 같은 곳이었다. 그 선생님은 아주 호의적으로 맨발의 효능을 극찬하면서 우리에게 적극 추천을 하셨다.

첫발부터 남편은 아프다고 어정어정 걷기 시작했다. 나는 차가운 느낌이 온 발을 감싸는 것 빼고는 별 무리가 없이 시원함을 느꼈다. 종종 지나가는 사람들의 기이한 시선도 보게 되었다. 2.8km을 걸으면서 두꺼비 마냥 터벅터벅 온몸에 힘을 빼고 대자연의 대지와 맞닿았다. 고개를 들고 앞을 주시하면서 씩씩하게 걸으라고 했는데 남편은 아파서 내 말을 듣는 둥 마는 둥 했다. 그날 이후 나는 한동안 잠잠했던 콧물, 재채기, 두통의 비염 증세가 나타나 온종일 힘든 날을 보냈다. 유난히 심하게 증상이 나타났다. 종아리도 보통 때하고는 다르게 꽉 뭉치고 당기는 증상이 심했다.

내 증상을 책의 저자인 맨발 선생님께 쪽지로 문의했더니 답장이 왔다.

"두 달정도만 맨발로 매일 1~2시간씩 숲길을 걸으면 바로 치유될 수 있습니다. 포기하지 마시고 생명의 걸음을 같이 걸으시기를 응원합니다."

맨발 걷기에 따른 변화가 또 나타났다. 생리가 5일이나 앞당겨서 나오고 잠이 많이 왔다. 종아리는 여전히 당긴 채 무거웠다.

숲을 찾는 사람들은 이제 나를 특별하게 보지 않고 자신들도 함께 신발을 벗고 걸었다. 시간이 갈수록 맨발 걷기는 대중화가 되어가는 듯했다. 비오는 날도 철퍽철퍽 맨발로 걸어 보았다. 매끄러운 흙의 촉감이 시원하기도 하고 참 부드러웠다. 그동안 느끼지 못했던 대지의 감각이 살아났다. 처음에 맨발을 쳐다보는 시선이 몇몇 분들 빼고 모두 우리에게 집중되었다. 아프지 않냐고 물어보는 분들, 대단하다는 분들 기존의 틀을 탈피해버리니 바로 주목의 대상이 되었다.

남편은 족저근막염이 있었다. 맨발 걷기를 하면서 많이 힘들어했다. 100일이 지나니 발바닥 전체가 딱딱해지면서 통증이 사라졌다. 그 이후로 족저근막염은 나타나지 않고 있다. 그 많은 약을 먹고도 끄떡하지 않던 질병이 자연의 대지로 인해 완화된 것이 신기할 따름이다.   하지만 통풍은 쉽게 낫지를 않았다. 나의 종아리 당김도 디스크 증상이 있어 하체가 묵직한 느낌이었는데 차츰 맨발 걷기 후 훨씬 가벼워짐을 받았다. 그동안 고무 밑창에 의존한 채 많이 힘들었던 내 신체에 미안하고 회복되는 것에 감사한다.

주말 아침이면 어김없이 맨발 걷기를 하는 순간이 설렜다. 하루는 사과, 하루는 복숭아를 기방에 넣어가서 걷기 후 먹었는데 정말 달콤한 맛이었다. 숲속에는 나무 향이 그윽하게 번지고 날씨까지 최적의 상태였다. 생채식과 함께하는 맨발 걷기는 최상의 조합이었다.

아침마다 대지를 밟는 우리는 숲의 정기를 받고 땅의 에너지를 받으며 조금씩 조금씩 자연의 고마움을 좀더 알아가는 계기가 되었다. 거기서 만난 70세가 넘으신 할머니도 맨발이다. 그 할머니는 1년 넘게 맨발 걷기를 실천하고 계신다고 했다. 귀는 잘 안 들리지만 움직임은 황새처럼 성큼성큼 가뿐하게 걸으셨다. 허리가 더 이상 아프지 않아 계속 걷기를 하신다고 했다. 자연 속에서는 모두가 친구가 되어갔다.

이렇듯 잔병들이 치유되어 나가는 과정이 신기했다. 자연 그대로의 음식을 먹고, 자연과 함께 심호흡하며 대지에 발바닥이 닿으면서 질병이 치유되어가는 과정은 기적이었다. 자연의 법칙에 따라 순리대로 살아가다 보면 모든 질병은 소멸된다는 사실을 자연은 알고 있었다. 자연과 소통하지 않으면 또 다른 문제가 일어난다는 것을 다른 사람들도 알았으면 하는 바람이다.

사람은 적응을 잘하는 동물임이 틀림없다. 그렇게 아프고 힘든 맨발 걷기도 적응을 하니 평상 시 걷는 것처럼 수월했다. 낮 동안 양말을 신고 신발까지 신고 업무를 보니 발이 갑갑하고 열이 나 아우성을 쳤다. 참참하고 푹신한 흙을 밟고 싶은 마음이 굴뚝같았다.

자연과 함께 하는 걸음은 마음의 활성산소까지 빠지게 만드는 힘이 있었다. 맨발 걷기 후 통증 대신 마음의 여유까지 생겼다. 소소한 행복이 찾아들었다. 자연스레 호흡도 깊어졌다. 코로 싸한 느낌이 뇌로 올라가 뭔가를 생각하기 시작했다.

"나는 자연을 사랑한다. 나는 자연에게 많은 것을 배우고 있다."

나는 내가 경험한 것을 내가 관리하는 대상자들에게 적합한 것을 추천하려고 말씀을 드린다. 나이, 체질, 성향이 다 다르기 때문에 잘 맞는 식습관과 맞춤식 운동법을 권하려고 하고 있다. 생채식이든 맨발 걷기든. 요가든 자신과 맞는 걸 선택하고 실천해야 하기 때문이다. 나에게 너무 잘 맞는다고 그 사람에게 잘 맞는 법은 없다. 그러니 언제나 자신의 몸 상태를 살피고 자신에 대해 잘 알고 있어야 한다.

모든 사람들이 질병없이 건강하게 살기 위해서 조금만 더 부지런해져야 한다. 아무것도 하지 않으면서 건강을 바라는 것은 욕심이다. 하지만 자연과 함께하면 지혜를 얻을 것이다. 받기만 하는 자연에게 이제 질병 없는 건강함으로 되돌려 줘야 한다.

인간은 왜 그렇게 질병에 노출이 되어 시달리고 있는지 알아야 한다. 인간도 자연 속의 일부분이다. 자연과 함께 질서를 지키며 살아가야 하는데 자연을 거스르는 욕심은 끝이 없다. 이제 욕심은 내려놓고 내지를 밟고 사연이 품은 열매로 자유롭고 건강하게 살아가자. 질병은 자신이 스스로 치료하는 것이다. 자신 안에 있는 자연 치유력으로 회복되는 방법은 사람과 자연이 하나가 되는 방법밖에 없다. 그날이 비로소 환하게 웃는 날이 될 것이다.

생채식을 알게된 건 살면서 제일 잘한 일이다

뿌리 깊게 박힌 고정관념들을 바꾸기는 정말 쉽지 않다. 예로부터 하루 세끼는 생명을 유지하기 위한 필수적인 생활방식의 기본이었다. 그 생활방식은 오랜 전통으로 이어져 왔다. 그러나 사회변화가 급격히 변화하면서 우리네 식습관에도 큰 바람이 불어왔다.

하루 한 끼, 하루 두 끼로도 충분하다는 과학적인 근거를 보여주면서 하루 세끼의 고정관념을 깨고 있다. 뒤를 이어 간헐적 단식, 현미식물식, 생채식 등 자신의 체질에 맞는 맞춤 식단도 건강을 위한 방안으로 유행을 하고 있다. 현대인들의 풍족한 생활에서 잠시 벗어나 먹을거리의 단순함과 동시에 건강을 실천하자는 것이다.

아이들이 학교 다닐 무렵 가족끼리 태국을 다녀온 적이 있다. 동

남아시아 여행은 처음이라 그 지역의 기후가 어떤지 감을 잡지 못했다. 비행기에서 내리자마자 불어오는 후덥지근한 바람에 눈살이 찌푸려졌다. 태국이 겨울이라고 해서 갔는데 완전히 우리나라 여름 날씨였다. 다행히 곳곳에 에어컨이 있어 더위를 피할 수 있었다.

후덥지근한 날씨도 놀라웠지만 음식 맛은 더 놀라웠다. 음식은 진수성찬으로 잘 차려져서 나왔는데 음식에 특유한 향 때문에 먹을 수가 없었다. 나 빼고는 그래도 잘 먹는 것 같은데 나는 도저히 입맛에 맞지 않았다. 모든 음식에 묘한 그 향이 나는 것 같았다. 먹으면 바로 속에서 이상 반응이 나타나는 것이었다.

다행히 태국에는 과일이 지천이었다. 그것만 먹으면서 속을 진정시켰다. 밭에서 자라는 파인애플을 처음 본 곳도 태국이었다. 파인애플이 그렇게 달고 맛있는 것은 처음이었다. 그 외 이름도 성도 모르는 알록달록한 과일들이 즐비했다. 그 당시에는 과일을 별로 좋아하지 않는 때인데도 그 과일 맛은 인생 최고의 맛이었다. 과일로 배를 채우다시피 했다. 남편은 내가 밥을 못 먹는 것 같아 걱정이 태산이었다. 나 역시도 밥을 못 먹어 걱정을 했다. 빨리 집에 가고 싶은 마음뿐이었다. 하지만 그럴 필요가 전혀 없었는데 말이다. 여행을 다녀온 후 체중도 2kg이 빠졌다. 삼시 세끼를 못 먹어 그런 것이 아니라 아마도 과일만 많이 먹는 생채식을 했기 때문이라 생각한다. 몸 안의 독소가 빠진 것이다. 그러고 보니 나는 예전부터 벌써 생채식 체험을 하고 있었다. 그때 당시 생채식에 대한 지식이 있었다면 전혀 걱정을 안 했을 것이다. 오히려 더 행복한 여행이 되었을 것이라 생각한다.

풍족한 과일나라에서 마음껏 배부르게 먹는 즐거움. 상상만 해도 행복해진다. 외국 여행 중 생채식을 하는 여자라고 하니 멋있다는 생각이 든다. 코로나19로 인해 해외여행에 제약이 많아졌지만 기회가 되면 그 나라의 과일들과 함께 하는 과일 여행을 하고 싶다. 달콤하고 맛있는 과일만 배부르게 실컷 먹어보는 여행은 어떨까 하는 생각에 미소가 드리워진다.

식습관을 바꾼 후 국내 여행을 할 때도 정말 간편하게 여행을 하고 있다. 한 끼는 그 지역의 과일로 식탁을 차렸다. 이제는 가족들도 동참하고 이해를 해주기 때문에 자유롭게 생각하고 있다. 여행 중 한 끼 정도는 함께 한다는 것도 기적이다.

어떤 곳을 여행하던 이제는 내가 먹을 것이 아주 많다. 음식에 대한 걱정은 없어졌다. 간편하게 먹을 수 있고 시간적인 여유로 많은 것을 보고 느낄 수 있는 멋진 여행이 꼭 오길 바란다.

나는 생채식을 하면서 몸도 건강해졌지만, 삶 자체도 간소화되었다. 많은 시간과 육체적인 노동을 들여 요리하던 시간을 단축시켰다. 음식 한 번 하고 나면 금방 시간이 가버리고 진이 빠진다. 그

에너지를 나의 충전시간으로 만들고 가족과 함께 대화하는 시간으로 만든 것이 참 효율적이라 생각한다. 생채식함으로써 몸속에서 많은 에너지를 쓰지 않기 때문에 머리도 맑아지는 이점이 있다.

무엇보다 자연 그대로의 생현미, 생과일, 쌈채소를 아무 조리없이 씻기만 하면 간편하게 먹을 수 있다는 것이다. 먹은 후 쓰레기도 최소로 버릴 수 있다. 하기 싫은 설거지도 금방 끝낼 수 있다. 환경오염이 되는 주방세제도 거의 사용하지 않아 사회적으로 너무나 효율적인 식생활이라고 생각한다. 요리 준비하고 끝내는데 완전 최단시간에 한 끼를 해결할 수 있다는 점이다. 요리로 인한 불편함을 해소할 수 있어 여자 입장에서는 최고다. 나는 식습관의 혁신적인 변화로 일상생활 자체가 조금씩 변화하는 중이다. 전혀 상상도 못했던 일들이 차츰차츰 나타나고 있다.

대식가고 빨리 먹는 습관에 먹는 걸 너무 좋아하던 남편의 식생활도 변해가고 있다. 밥을 예전보다 반을 줄이면서 먹는 양을 조절하고 있다. 식사하기 전 몸무게 체크하고 식사 후 체중계에 올라가 몸무게를 재며 자신의 몸을 관리하기 시작했다. 이제 배가 부르면 기분이 좋지 않다며 숟가락을 놓을 수 있는 자제력도 생겼다.

그러면서 한동안 내가 먹는 생채식에 질타하던 남편이 서서히 내가 건네주는 과일을 먹기 시작했다. 처음에는 과일 먹고 바로 밥을 챙겨 먹더니 이제는 하루 한 끼 정도는 완전 과일식을 함께 나누게 되었다. 다른 건 모르겠는데 체중이 빠졌다며 긍정적인 마음으로 나와 함께 아침 식사를 한다. 몸 안에 독소가 많아서 여러 질병들을 가지고 있지만 곧 그 독소는 생채식에게 밀려날 것이라고 확신한다.

100세 인생을 맞이하면서 크고 작은 불편함은 가치를 잃어버리게 만든다. 불편함을 완화시키는 방법들을 제시했는데 하지 않는 것은 기회를 놓치는 것이다. 생채식으로 먹는 것도 사실 중요하지만 근육을 중요하게 여기는 치료사의 입장에서는 나이가 들어갈수록 몸의 움직임도 중요함을 강조하고 싶다.

무리한 운동은 하지 않은 것만 못하다. 생채식을 하면서 적당한 근육운동을 하면 근육은 커지게 되어있다. 근육이 있어야 통증을 많이 못 느낀다. 장수하려면 몸을 자주 움직여주고 특히 하체 허벅지 근육을 키워라.

어느 병원에서 무릎이 아파서 오신 두 분의 어르신들이 있었다. 한 분은 많이 아프지는 않은데 불편함 때문에 내원하셨다. 그리고 한 분은 통증이 너무 심해서 오신 분이었다. 똑같이 사진을 찍어서 검사 결과가 나왔다. 그런데 놀라운 진단결과가 나왔다. 사진에는 똑같이 연골이 닳아 있었다. 그런데 한 분은 경미한 통증이 있고, 다른 한 분은 심한 통증을 호소했다. 그것의 차이는 무엇일까? 바로 근육이 있고 없고의 차이였다.

경미한 통증의 환자는 허벅지 근육이 많아서 연골이 닳았는데도 근육의 힘으로 지탱하며 생활하신 경우다. 반면 심한 통증 환자분은 허벅지 근육이 거의 소실되어 있었다. 그래서 잡아주는 힘이 없으니 연골이 닳은 부분에 더욱 심한 통증이 나타난 것이다. 이 사례에서 보는 바와 같이 나이가 들어 운동이 꼭 필요함을 강조한다. 생채식과 가벼운 근력 운동은 보다 수월한 노년을 살 수 있게 만들어줄 것이다.

나는 생채식으로 인해 자연과 더 가까이 가게 되었다. 그러면서 대지에 있는 흙을 맨발로 밟게 되었다. 맨발에 땅의 전위을 받아 치유의 면역력을 키웠고, 요가로 인해 깊은 호흡을 더 가까이 하게 되었다. 그로 인해 내 안에 있는 독소를 제거하며 비염과 위장장애, 안구건조증이 치유되고 있다. 탁했던 혈액이 어느새 순조롭게 흐르면서 어느 때보다 맑고 개운한 컨디션이 지속되고 있다.

먹고 즐기는 삶에서 이제는 먹으면서 치유하는 삶을 살아야 한다. 언제까지 과식, 과체중에서 비롯된 고혈압, 당뇨병 등에 시달릴 것인가? 모든 것이 다 사치다. 이제는 건강에 대한 조그마한 지식이라도 자기 것으로 만들어보자. 실제 내 경험을 토대로 생채식을 한번 실천해보고 생채식의 효능을 체험해보기를 바란다. 분명 자기 자신에게도 기적 같은 변화가 꼭 올 것이다. 평범한 나도 하고, 고정관념에 사로잡힌 남편도 인정한 생채식을 안 하는 것이 안타깝지 않은가?

　나는 인생에서 생채식을 알게 되고 내 삶으로 가져온 것이 내가 살면서 제일 잘한 일이라고 말하고 싶다. 그 식단에 인생의 가치를 담아 세상 사람들과 함께 나누고 싶은 마음이다.

100세 건강, 생채식이 답이다

'70세 이상 출입금지'

베르나르 베르베르(Bernard Werber)가 쓴 소설 《나무》 중 〈황혼의 반란〉 편에 이런 글이 적혀 있다.

프랑스는 인구고령화가 심각해지면서 노인을 배척하는 운동이 일어났다. 사회적 능력과 비용문제로 프랑스 정부에서는 70세 이상의 노인들을 격리시키기 시작했다. 이에 노인들이 반란을 일으키지만 허약한 몸은 결국 항복할 수밖에 없게 된다.

우리나라도 급격하게 노인 인구가 늘어나면서 100세 시대를 맞이 했다. 하지만 마냥 행복하지만은 않은 현실이다. 장수가 축복을 받아야 하는데 실체는 그렇지 않고 질병에 시달리고 의료비의 비중도 급격하게 상승하고 있다.

통계청에 따르면 2026년에는 노인 인구가 20%가 되는 초고령사회가 될 전망이라고 한다. 준비된 노후는 축복이지만 그렇지 않은 노후는 어떻게 살 것인가? 거기에다 질병까지 함께 한다면 100세의 미래는 결코 평탄하지 못할 것이다.

현대인들의 노화는 근심과 걱정으로 가득하다. 연세 드신 분에게 나이를 물어보면 거의 외면을 하신다. 나이 먹는 게 무섭다는 것이다. 혹시 건강에 이상이라도 올까 봐 두려워한다. 스스로 질병에 걸리면 사회의 걸림돌이 될 것이라고 짐작하는 것이다.

마음은 영원히 젊을 것처럼 생각하지만 은퇴 후 노후 시간이 더 길어지면서 몸은 많은 질병과 함께 노쇠해지고 있는 게 현실이다. 그로 인해 점차 건강한 식생활에 관심이 가고 있다. 질병 없이 몸과 마음의 증진을 위하는 것은 모든 이들의 바람이기 때문이다.

러시아의 한 마을과 에콰도르의 한 지역에는 모든 식생활은 가공식품을 전혀 사용하지 않고 자연에서 얻은 음식으로 살아간다. 텃밭에서 직접 기른 채소를 먹고, 과일은 그 자리에서 바로바로 신선한 것을 따 먹는다. 기후조건이 좋아 연중 신선한 과일을 먹을 수 있다.

단백질 공급원으로 씨앗과 견과류도 즐겨 먹는다. 아침 식사로 항상 정원에서 딴 신선한 과일과 채소로 만든 샐러드를 먹는다. 많은 종류의 과일과 채소를 섭취하면서도 조금씩 자주 먹는다. 과식하는 법이 거의 없다. 적은 칼로리로 건강하게 살아가는 그들의 음식문화에 건강에 대한 지혜가 가득 담겨 있다는 것을 볼 수 있다.

이와 같이 장수 비결은 식습관과 크게 관련이 있었다. 바로 생채식이 장수하는 마을을 만든 것이다. 생채식으로 온화한 성품을 가지고 있는 것도 특징 중의 하나다.

자연의 음식이 사람의 성향까지 온화하고 평화롭게 만든다. 우리가 누리고 싶은 삶을 그들은 일상에서 누리고 있다. 그리고 그들은 나이가 들어도 활기차게 움직이고 많이 걷는다. 많은 움직임에 뼈도 단단해져서 부러지는 일도 거의 없다. 장수하는 마을에는 일상생활습관과 식습관이 모두 자연에 수긍하며 자연과 함께하고 있다는 것을 알게 된다.

마냥 어리고 철없던 나도 나이가 들어가면서 세월의 흐름에 따라가고 있다. 친구들과 주위를 바라보면 거의 비슷하게 나이들어가는 것을 느끼게 된다. 그런 누구는 50대 전부터 몸 안에 이상이 생겨 수술을 하고 폐경까지 되고, 누구는 질병까지 생겨 약을 평생 먹는 사람도 있다. 각기 체질이 다르듯 신체 변화도 다 다르다. 대부분 50대 전후로 호르몬의 영향으로 갱년기가 온다. 내 나이도 갱년기를 겪을 나이라서 주위 사람들을 관심 있게 보고 있다. 2년 전에 남편도 갱년기 증상으로 힘들어하는 모습을 보곤 했다. 몸 안에서 일어나는 호르몬의 영향은 삶의 질에 영향을 많이 끼쳤다.

나는 생채식을 시작하고 한 달 후에 생리가 끊어졌다. 나도 역시 50세가 넘으니 나이 값을 하는구나라고 생각했다. 그러다가 1년이 채 되기도 전 다시 생리가 시작되었다. 폐경이 되었다고 생각했는데 그것이 아니었다. 식이섬유와 효소가 많이 들어간 생채식으로 인해 생리가 없어졌던 것이다. 일반식을 자주할 때 다시 생리가 시작했다. 하지만 생리 전 허리와 골반의 통증은 전혀 느낄 수 없었다. 병원에 내진을 해도 아무 이상이 없고 아직 자궁벽이 두꺼워 폐경할 때가 아니라고 했다. 다시 생리가 멈추었지만 생채식으로 생리가 멈추는 것은 그렇게 신경쓸 일이 아니었다. 몸이 좋아지고 있는데 생리가 멈춰도 별 무리가 안 된다는 뜻이다. 오히려 몸은 더 가벼워진 느낌이고 피곤함도 나타나지 않는다.

아침형 인간인 나는 밖에 나가는 일 없으면 밤 10시쯤 되면 일찍 잠이 든다. 그래야 그 다음 날 일찍 일어날 수 있다. 밤늦게 자고 아침에 일찍 일어나려고 하면 아무래도 평소와는 다르게 힘이 들기도 한다. 하지만 생채식을 하고 1년이 지나니 신기하게 밤 10시가 되어도 잠이 쏟아지지 않았다. 12시 가까이 돼서 잠이 들어도 새벽

5시가 되면 자동으로 눈이 뜨였다.

잠자는 시간을 하루 7~8시간을 자야 낮에도 덜 피곤했다. 하지만 이제 5시간만 자도 더 자고 싶다는 생각은 전혀 들지 않았다. 사람을 상대하는 직업이라 에너지 소모가 있어서 항상 점심시간을 이용해 30분 눈을 붙여야 오후 근무가 수월했는데 이제는 전혀 피곤함을 느끼지 못한다.

새벽에 일어나 내 일을 하고 있으면 집중도 더 잘되었다. 머리가 맑아지니 정신이 또렷해졌다. 생채식 초기까지는 노안과 안구건조증으로 불편함이 이만저만 아니었는데 1년이 넘어서니 눈까지 맑아졌다. 이제는 인공누액과 루테인 영양제를 먹지 않아도 불편하지 않다. 생채식을 꾸준히 해야 하는 다양한 이유가 만들어졌다. 젊은 시절 건강할 때 느끼지 못했던 호사를 지금 누리고 있음에 감사할 따름이다.

그러면서 생채식을 하는 날은 더 늘어났고 맑은 음식을 찾을수록 중독성이 강했다. 나는 사람의 몸을 맑게 하고 건강을 증진시키는 가장 효과적인 방법이 바로 생채식이다라는 것을 직접 체험하면서 생채식 메신저가 되어가고 있다.

나이든다는 것은 자연적인 현상이라 사람이 되돌릴 수 없다. 하지만 무병장수할 수 있는 것은 사람의 노력에 의해 좌지우지할 수 있는 부분이다.

장수하려면 몸을 적당하게 지속적으로 움직여야 한다. 그리고 식이섬유와 효소가 가득한 생채식 식습관을 자기 것으로 만들어 스스로 건강을 지키는 것이 노후 건강을 위하는 것이다. 내 몸이 건강하면 하는 일도 즐겁다. 옆에 사람들도 함께 행복해진다. 질병없는 삶은 모두의 염원이다. 자신들이 어떻게 관리하냐에 따라 판가름이 날 것이다.

지금부터라도 늦었다는 생각은 하지 마라. 나에게 늦은 때는 없다. 나는 배움의 길도 늦깍이로 시작했고 나의 삶의 방향도 40대 이후에 정착하기 시작했다. 그동안은 우왕좌왕 그냥 남들의 삶에 묻힌 채 살아왔다. 지나온 삶은 결과를 내기 위한 워밍업 과정이라 생각하면 마음이 편하다. 하지만 사람은 생각만 하고 실천하지 않으면 삶이 항상 제자리다. 그렇게 세월이 흘러 아무것도 하지 않는 나를 발견할 때는 곳곳에 남아 있는 통증과 심오한 깊은 주름만 남게 된다.

젊은이든 늙은이든 100세는 이제 남의 일이 아니다. '70세 이상 출입금지'라는 것은 청장년들의 미래에 대한 자살적인 발언이다. 질병은 최대한 예방을 하면 되고, 의료비가 많이 나가면 의료비가 안 나가게 하는 방법을 고수하면 되지 않는가. 극단적인 방법으로 인권을 침해하는 그런 일은 안타까운 결과만 낳을 뿐이다.

이제는 홀로서서 자신을 바라보라. 홀로 남아 몇 개의 발에 의지한 채 외로움의 걸음을 통증과 함께 걸을 것인가 아님 운동과 생채식으로 몸을 맑게 할 것인가. 언제까지 썰렁한 공간에서 혼자 연명을 이어갈 식사를 할 것인가 깊이 생각해봐야 한다.

이제 낡은 사고에서 내려와 자신의 몸을 맑게 하는 것에 집중하라. 100세 시대를 맞이하는 시점에서 무엇이 두려운가. 두려움은 또 따른 걱정을 하게 만드는 쓸데없는 게으름이다. 게으름에서 벗어나 100세 건강의 마무리는 자연이 준 생채식이라는 것을 명심하라. 나는 오늘도 아니 평생을 생채식과 사이좋게 사랑하며 지낼 것이다.

하루 두 끼 생채식의 기적

제1판 1쇄 2022년 4월 25일

지은이   한경숙
펴낸이   서정희   **펴낸곳**   매경출판(주)
기획제작 ㈜두드림미디어
책임편집 이향선   **디자인**   얼앤똘비악earl_tolbiac@naver.com
마케팅   강윤현, 이진희, 장하라

매경출판㈜
등록 2003년 4월 24일(No. 2-3759)
주소 (04557) 서울시 중구 충무로 2(필동1가) 매일경제 별관 2층 매경출판㈜
홈페이지 www.mkbook.co.kr
전화 02)333-3577
이메일 dodreamedia@naver.com(원고 투고 및 출판 관련 문의)
인쇄·제본 ㈜M-print   031)8071-0961
ISBN 979-11-6484-391-6 (13510)